ARTERIOSKLEROSE UND HYPERTONIE

UNTER BERÜCKSICHTIGUNG
IHRER BEZIEHUNGEN ZUR GEWERBEHYGIENE
UND
IHRER BEKÄMPFUNG AUF
ORGANOTHERAPEUTISCHEM WEGE

VON

HERMANN GRIESBACH
DR. MED. ET PHIL.
ORD. HONORARPROFESSOR AN DER UNIVERSITÄT GIESSEN

1923
VERLAG VON ALFRED TÖPELMANN IN GIESSEN

ARTERIOSKLEROSE UND HYPERTONIE

UNTER BERÜCKSICHTIGUNG
IHRER BEZIEHUNGEN ZUR GEWERBEHYGIENE
UND
IHRER BEKÄMPFUNG AUF
ORGANOTHERAPEUTISCHEM WEGE

VON

HERMANN GRIESBACH
DR. MED. ET PHIL.
ORD. HONORARPROFESSOR AN DER UNIVERSITÄT GIESSEN

1923
VERLAG VON ALFRED TÖPELMANN IN GIESSEN

Made in Germany

C. G. Röder G. m. b. H., Leipzig. 811023

Vorwort

Es gibt kein Feld des menschlichen Wissens und keine Seite des täglichen Lebens, zu denen die Hygiene nicht in Beziehungen steht. Daher liegt es nahe, in ihr einzelne Zweige besonders auszubilden, die ohne Einbuße inniger Fühlung untereinander und ohne Verlust eines Überblickes über das Gesamtgebiet, mit besonderen Arbeitsmethoden ausgerüstet, ihre Sonderaufgaben zu lösen und ihre Ziele zu erreichen bestrebt sind. Schritthaltend mit der sozialen Gesetzgebung und dem Fortschreiten der Technik stehen unter den Einzelzweigen Berufs- und Sozialhygiene im Vordergrunde des Interesses. Handelt es sich doch in erster Linie um Fürsorge und Wohlfahrt für körperlich und geistig arbeitende, durch die Folgen des Krieges in ihrer Gesundheit bedrohte Volksschichten. Ihre Gesunderhaltung kann erreicht werden, wenn die Hygiene im Verein mit anderen Zweigen der medizinischen Wissenschaft, insbesondere der Physiologie, physiologischen Chemie, Pharmakologie und der Klinik auf experimenteller Basis am Tier und am Krankenbett, unter Berücksichtigung theoretischer Erwägungen, Mittel ausfindig zu machen sucht, mit denen sich regelnd und leitend auf die Praxis einwirken läßt, sei es prophylaktisch, sei es therapeutisch. Wenn auch die Geschichte der Medizin lehrt, daß theoretische Erwägungen und die unter ihrem Einfluß aufgefundenen Mittel für die Verwertung in der Praxis manchmal im Stiche lassen, so dürfen wir, eingedenk des Wahlspruches: Aegrotantium salus suprema lex est, in unseren Bemühungen geeignete Mittel für die Praxis ausfindig zu machen doch nicht erlahmen. Das trifft auch für die Organotherapie zu. Kann es doch keinem Zweifel unterliegen, daß theoretische und experimentelle Studien unsere Bestrebungen, Reaktionsänderungen des Organismus im Sinne von Leistungssteigerungen nach bestimmten Richtungen hervorzurufen sowie Abwehrvorrichtungen des Körpers anzuregen und zu verstärken, bereits wesentlich gefördert haben.

Gießen, im Januar 1923.

Der Verfasser.

Ebensowenig wie nach *Marchand, Lubarsch* u. a. die zuerst von *Lobstein* als Arteriosklerose bezeichnete, mit Funktionsstörungen und mit progressiven, in Verdickung, Verfettung und Verkalkung bestehenden Veränderungen der Intima und Media einhergehende Gefäßschädigung lediglich eine Alters- und Abnutzungserkrankung darstellt — denn man findet einerseits bei Greisen manchmal relativ gesunde Schlagadern, andererseits bei jugendlichen Individuen (*Andral, L. v. Schrötter, Simnitzky, Marchand**, *Romberg* u. a.), sogar im Kindesalter bereits Gefäßanzeichen, die auf beginnende Arteriosklerose deuten (*Saltykow, Lubarsch, Rippert, Jores, O. Meyer*) — ebensowenig darf man für ihre Entstehung allein die moderne Kultur mit ihren Überreizungen und vielfachen Übertretungen der Gesetze der persönlichen und sozialen Hygiene verantwortlich machen. Derartige Verfehlungen hat es, wie viele Angaben in der antiken Literatur bezeugen, schon im Altertum gegeben, wenn auch nicht verkannt werden soll, daß manche das Gefäßsystem schädigende Einflüsse sich erst in der Neuzeit geltend machen. Immerhin: das Intra muros peccatur et extra in bezug auf Lebensführung reicht weit zurück. Auch zahlreiche, in Einzelwerkstätten und gemeinsamen Arbeitsbetrieben auftretende Gefahren, welche die heutige Gewerbehygiene als Ursache von Gefäßschäden erkannt hat, gab es bereits in grauer Vorzeit. Es klingt daher auch nicht verwunderlich, wenn man bei *A. Ruffer* liest, daß die alten Ägypter an Arteriosklerose litten, wie durch histologische Untersuchungen der Arterien von Mumien festgestellt wurde.

Auf die makroskopischen und mikroskopischen Gefäßveränderungen bei der Arteriosklerose, auf deren experimentelle Erzeugung bei Tieren, auf die Unterscheidung zwischen Atherosklerose, als einer spezifischen Erkrankung des elastischen Innenrohres, und der reinen Mediaverkalkung im Sinne *Mönckeberg*s, auf die Affinität der Gefäßwandungen zu Lipoiden und Kalk und deren Nachweis mit kombinierten Färbungsmethoden, auf das gleichzeitige Vorkommen von elastischen Hyperplasien und fettiger Degeneration und die Kontroversen, die über derartige Fragen bestehen, sowie

---

*) Sternchen beziehen sich auf Literaturnachweise eines mehrfach genannten Autors.

über Abweichungen in der Beschaffenheit der Kapillaren bei der Arteriosklerose will ich nicht eingehen; ich verweise bezüglich dieser Punkte auf die Arbeiten von *Aschoff*, *Sanders*, *B. Fischer*, *O. Loeb*, *Mönckeberg*, *Hueck*, *Anitschkoff*, *Jores*, *Schultz*, *Ottfr. Müller*, *Kylin* und *Fr. Müller*. Dagegen möchte ich hier diejenigen Ursachen der Arteriosklerose hervorheben, die für die Hygiene von besonderem Interesse sind [1]). Vom gewerbehygienischen Standpunkte aus ist zunächst auf eine physikalisch-mechanische Genese der Erkrankung hinzuweisen. In Arbeiterkreisen macht sie sich manchmal um so früher bemerklich, je anhaltender Muskelarbeit, besonders in gezwungener Haltung ausgeübt wird, und je öfter Überanstrengung beim Heben, Tragen und Fortbewegen schwerer Lasten, beispielsweise in der Eisenindustrie (*Tschigajew*) stattfindet, weil hierbei durch Erhöhung des Blutdruckes und abnorme Schwankungen desselben vermehrte Anforderungen an Herz und Gefäße gestellt werden. Auch durch Trauma verursachte Unfälle werden von einigen Autoren in direkte Beziehung zur Entstehung der Arteriosklerose gebracht, während andere höchstens einen indirekten Zusammenhang beider in der Weise anerkennen, daß die bereits latent vorhandene Erkrankung durch den Unfall bemerklich und verschlimmert wird.

Holzmann bestreitet, daß Unfälle überhaupt als primäre Ursache der Arteriosklerose in Frage kommen. Dieser Ansicht schließen sich *E. Fraenkel*, *Weygandt*, *Reiche* und *Trömmer* an, während *Cimbal* die Möglichkeit, daß arteriosklerotische Erscheinungen unmittelbar nach einem Trauma einsetzen können, nicht ausschließt. *Bernhardt* und *Veiel* führen Fälle an, in denen ein Trauma lokale Gefäßerkrankung zur Folge hatte.

In der Rechtsprechung des Reichsversicherungsamtes finden sich, wie *Bloch* betont, in dieser Hinsicht zahlreiche Widersprüche. Nach *His* wurde durch Gehirnerschütterung infolge von Sturz

---

[1]) Diesbezügliche Erhebungen meinerseits unter der Fabrikbevölkerung reichen in die Vorkriegsjahre zurück. Ich beabsichtigte mittels einiger Tausend mit Vordruck versehener Fragebogen um weiteres statistisches Material für die Verarbeitung meiner gewonnenen Ergebnisse zu bitten, mußte aber, der enormen Portosätze wegen, davon einstweilen Abstand nehmen. Sachdienliche Mitteilungen über festgestellte Beziehungen zwischen Hypertonie, Arteriosklerose und gewerblicher Berufstätigkeit, einschließlich Unfall, würden eine wesentliche Bereicherung meiner bisherigen Beobachtungen bilden und mir sehr willkommen sein. Interessenten steht dafür die vorliegende Broschüre, soweit mein Vorrat reicht, dankbarst zur Verfügung.

eine bei einem Schmiedemeister bis dahin latent gebliebene Sklerose der Hirnarterien manifest und führte nach $2^1/_2$ Jahren durch Apoplexie zum Exitus. *Rumpf* beschreibt zwei Fälle, in denen Arteriosklerose nach Unfall eintrat. In dem einen Falle handelte es sich um einen 35jährigen Mann, der nach Absturz aus 10 Meter Höhe bis zu seinem 20 Jahre später erfolgten Tode an linksseitiger Hemiplegie und häufigen Schwindelanfällen litt. Die Sektion ergab Sklerose aller Hirnarterien. Der zweite Fall betraf einen 52jährigen Bergmann, der einen Sturz auf den Kopf erlitten hatte und seit der Zeit über Schwindelanfälle klagte. Später stellten sich melancholische Zustände ein, die zum Selbstmord führten. Die Sektion ergab Reste eines alten symptomenlos verlaufenen Bruches der Schädelbasis und Verkalkung der Arteria profunda cerebri.

Im Anschluß an die beiden vorstehenden Fälle *Rumpfs* und unter Hinzufügung eines weiteren Falles, in welchem es sich um einen Werkmeister handelt, dem Bretter auf den Kopf gefallen waren, äußert *N. Bers*, daß Traumen durch direkten Einfluß auf die Gefäße, und Organveränderungen, die infolge der Gewaltwirkung hervorgerufen wurden, zur Arteriosklerose führen können. *Bers** meint jedoch, daß ihr Vorkommen nach Unfällen nicht häufig sei. *Horn* erblickt einen Zusammenhang zwischen Unfall und Arteriosklerose in dem Auftreten der letzteren nach Kopftraumen. Auch nach *Goldscheider* verdienen Traumen als Ursache der Arteriosklerose Beachtung, und *Windscheid* läßt Unfälle die Adaptionsfähigkeit des Gehirns derartig verringern, daß im Bereich der Gefäße desselben arteriosklerotische Veränderungen entstehen, die vorher nicht vorhanden waren. Nach *R. Finkelnburg* läßt sich zwar in einigen Fällen eine Entstehung des Leidens nach Unfällen verfolgen, ein Zusammenhang beider ist jedoch mit Vorsicht aufzunehmen und wird um so unwahrscheinlicher, je länger der Zeitraum ist, der zwischen dem erfolgten Unfall und dem Auftreten der Sklerose liegt. —

Interessant ist eine Beobachtung von *W. Pfalz* über Spätsymptome nach Einwirkung des elektrischen Starkstromes. Es handelte sich um einen vor dem Unfall völlig gesund gewesenen 33jährigen Elektromonteur, der mit seiner Hochspannleitung von 26 Tausend Volt in Berührung gekommen war. Außer Pulsirregularitäten, die noch längere Zeit nach dem Abklingen der nervösen Allgemeinerscheinungen bestehen blieben, wurde bei dem Manne ein Blutdruck von 205:140 bis 270:155 mm Hg.

festgestellt, der zur Anwendung blutdrucksenkender Mittel Veranlassung gab. Dieselben waren jedoch nur von vorübergehender Wirkung; denn bei der Entlassung des Mannes aus der Heilstätte betrug der Druck noch 190:140 mm Hg. *Pfalz* führt den Hochdruck auf Reizung der bulbären Vasomotorenzentren zurück. Leider ist der Mann nach seiner Entlassung nicht weiter beobachtet worden. Ob sich bei ihm später arteriosklerotische Erscheinungen herausbildeten, läßt sich daher nicht sagen.

Sicher spielen in der Gewerbehygiene für die Entstehung der Arteriosklerose Vergiftungen eine Rolle.

In vielen Betrieben gelangt Blei als Metallstaub oder in Form bleihaltiger Präparate durch die Lungen, den Darm oder die Haut in den Körper und wird auf dem Blutwege in die verschiedensten Organe getragen. *Legge* und *Goadby* suchen die Bleivergiftung auf sklerotische Veränderungen der Gefäße zurückzuführen, an denen zunächst die Intima und alsbald auch die Media und Adventitia geschädigt werden. Damit sollen bei gleichzeitiger Erhöhung des Blutdruckes kleine Blutungen in Geweben und Organen, besonders in der Muskel- und Nervensubstanz, in der Schleimhaut des Mundes und des Darmtraktus, in der Niere und in Gelenken verbunden sein. *K. B. Lehmann* fand unter 400 mit der Herstellung von Bleifarben beschäftigten Arbeitern den Blutdruck in 75% normal, in 16% leicht, in 9% stark erhöht. Als charakteristisches, früher als der Bleisaum am Zahnfleisch auftretendes Symptom gilt eine schon von *Hamel* und *Grawitz* beobachtete, von *Sabrazès*, *J. Bousset*, *M. Léger*, *O. Moritz*, *van Emden* und *Kleerekoper*, *Oorthuys*, *Frey*, *Cadwalader*, *Teleky*, *P. Schmidt*, *A. Trautmann*, *Goetzl*, *Schönfeld*, *Münz* und *K. B. Lehmann** bestätigte basophile Granulierung der roten Blutkörperchen, wodurch es zu einer Resistenzschädigung derselben *(R. Orbán)*, zu einer verminderten Widerstandsfähigkeit ihrer Plasmahülle gegenüber hämolytischen Agentien *(Rambousek)*, zur Hämolyse und zum Auftreten von Hämatoporphyrin im Harn kommt, das aber nach *Günther* darin meistens nur in geringer Menge gefunden wird, die in keiner quantitativen Beziehung zur Schwere der Vergiftung steht. — *Kißkalt* und *Friedmann* glauben, daß bei einer Disposition zur Bleivergiftung dem Darme hinsichtlich seiner Ausscheidungsfähigkeit eine wichtige Rolle beizumessen ist. Nach *Trautmann* deuten die Vorgänge in den Blutkörperchen, die außer bei Bleivergiftung auch bei anderen Intoxikationen sowie Infektionen *(Lutoslawski)* und sogar bei Gesunden *(K. Reitter)* vorkommen, nur dann auf Bleivergiftung, wenn über 100 basophil gekörnelte Erythrozyten in der Million vorhanden sind. Ob die Körnelung als ein Zeichen von Degeneration im Sinne der *Grawitz*schen Schule und von Anämie im Sinne *Biondi*s und *Schilling*s betrachtet werden darf, oder, gewissermaßen als Zeichen der Abwehr, einem Regenerationsprozesse zuzuschreiben ist *(Galperin)*, wofür ein reichliches Auftreten derselben beim Zurückgehen der schädigenden Einflüsse sprechen würde, bedarf noch weiterer Untersuchungen. Solche haben auch darüber Aufschluß zu geben, welche Formwandelung im Organismus das Metall bei der Bleivergiftung durchmacht, wie sich die Beziehungen zwischen Blutbildung und Knochenmark gestalten, ob letzteres eine Hyper- oder Hypoverrichtung aufweist, ob für die Bildung der Blutkörperchen, wie in embryonaler Zeit, noch andere Orte in Betracht kommen, ob die Zahl der Blutkörperchen annähernd konstant, vermehrt oder vermindert ist, ob erhebliche Unterschiede in ihrer Größe und ihrem Hämoglobingehalt auftreten, ob Normoblasten bzw. Zellen mit Kernresten und vorherrschender basophiler Komponente sich finden, ob die normale Regulation und Zurückhaltung unreifer Elemente beeinträchtigt wird. Derartige Fragen stehen bei der Bleivergiftung im Vordergrunde des Interesses und sind auch nicht ohne Belang für die Beziehungen zwischen ihr und den Veränderungen im Gefäßsystem.

Daß die ganze Angelegenheit noch nicht genügend geklärt ist, lassen die Ergebnisse der verschiedenen neuerdings zum Nachweis der Veränderungen in den Erythrozyten benutzten Untersuchungsmethoden vermuten. Während man im Reichsgesundheitsamt nach Angabe des Merkblattes die Untersuchung bisher am fixierten Blutausstrichpräparat vornahm, wird daselbst nach *H. Engel* neuerdings auch die von *L. Schwarz* empfohlene, ursprünglich von *Roß* für Malaria angegebene Beobachtung im dicken Tropfen ausgeführt. *G. Seiffert* verwandte unfixierte Blutausstrichpräparate zur Färbung, wobei sich herausstellte, daß dadurch sowohl das Auffinden als auch die quantitative Abschätzung der betreffenden Elemente erleichtert wird. *Engel* verglich nun gefärbte fixierte und unfixierte Blutausstrichpräparate miteinander und fand, daß letztere die basophilen Granula zwar deutlicher und in größerer Menge als im fixierten Präparat zur Darstellung bringen, daß aber die im unfixierten Präparat sich bemerkbar machenden Granula anderer Art als diejenigen im fixierten Präparat sind, daß es sich bei ersteren um Gebilde nach Art von Kunstprodukten handelt, die erst durch die Färbung entstehen und die Erkennung etwa vorhandener spezifischer Granula erschweren. Immerhin glaubt *Engel* zu der Annahme berechtigt zu sein, daß auch das Auftreten der Körnelung im unfixierten Präparat zur Bleischädigung in Beziehung steht. — Neuerdings erklärt *G. Seiffert**, daß er niemals im fixierten Präparat gekörnelte Erythrozyten fand, wenn nicht das unfixierte Präparat entsprechende Bilder in höherer Zahl zeigte. Scharf konturierte Granula in unfixierten Blutausstrichen Bleikranker sind mit den basophilen Granula fixierter Präparate identisch. Die Körnelung ist der Ausdruck einer durch Bleiwirkung bedingten Blutregeneration. An anderem Orte gedenke ich dieser Frage näherzutreten. Hier möchte ich nur kurz darauf hinweisen, daß durch phagozytierende Eigenschaft von Zellen der verschiedensten Art Farbstoffe und Metalle in Form von Anionen, Amikronen und deren Aggregaten im kolloidalen, semikolloidalen und suspensionskolloidalen Zustande aufgenommen werden können, und daß dieselben durch Koagulation in Form von Granula als Ausflockungen im Protoplasma erscheinen. Es würde sich bei der Bleivergiftung um eine Abwehraktion der Zellen gegen das Gift handeln, das zunächst zur Bildung von Vakuolen führt, in denen es zur Ausflockung in Form von Granula kommt. Ähnliche Ansichten äußerte bereits *W. Schulemann* und seine Mitarbeiter für Vitalfärbungsgranula.

Ob Einatmung des in Kohlenbergwerken fast ständig mit 1% und in Petroleumlagern auftretenden Methans eine Ursache der Arteriosklerose bildet, ist noch nicht entschieden. Eine chronische Vergiftung durch dieses Gas scheint ja nach *Kunkel* ausgeschlossen zu sein. In der chemischen Industrie sind es Nitroverbindungen der aromatischen Reihe, die nach *Kölsch* einen schädigenden Einfluß auf die Gefäßnerven ausüben, während bei den Nitroverbindungen der aliphatischen Reihe die Gefäßwirkung in den Hintergrund tritt. Personen, die ständig mit Anilin arbeiten, haben, wie ich im Jahre 1910 an oberelsässischen Fabrikarbeitern feststellte und wie ich bei *F. Curschmann* bestätigt finde, häufig einen erhöhten Blutdruck, der den frühzeitigen Ausbruch des Leidens vorzubereiten vermag. Diese Angaben stehen im Gegensatz zu denjenigen von *P. A. Davis*, der bei Anilinvergiftung von Arbeitern in der Gummiindustrie Abnahme des Blutdruckes konstatiert haben will. *Kunkel** weist auf Veränderungen der Intima und Adventitia hin, die bei Arbeitern in Essigsäurefabriken infolge der Einatmung von Aldehyddämpfen auftreten. Nach *O. Loebs** Versuchen an Tieren sollen aliphatische Aldehyde, die per os oder subkutan einverleibt wurden, schwere Medianekrosen erzeugen.

Auf die Entstehung bzw. Verschlimmerung der Arteriosklerose durch Alkohol, dem *Orth* nach Sektionsergebnissen an Säuferlebern jedoch keine nennenswerte Bedeutung beimißt, sowie durch den Genuß von Tabak, starkem Kaffee und Tee, deuten die Mitteilungen von *Erb sen.*, *Klemperer*, *Grube*, *Ollendorf*, *Pawinski* u. a. Ob die letzteren Genußmittel wirklich so gefährlich sind, wie angegeben wird, zieht *Burwinkel* in Frage, indem er darauf hinweist, daß über das gehäufte Auftreten der Arteriosklerose in Ländern, in denen der Verbrauch dieser Stoffe in besonders hohem Maße erfolgt, nichts bekannt ist. Gegen die gefährliche Wirkung der letzteren Genußmittel spricht, wie *Fr. Müller* (S. 4) bemerkt, auch der Umstand, daß Theobromin sich bei gesteigertem Blutdruck günstig bewährt. Auch Infekte (*A. Fraenkel, A. Faber, Martius, Wiesel*) scheinen — vielleicht spielen dabei Endotoxine eine Rolle — die Entwicklung von arteriosklerotischen Gefäßveränderungen hervorrufen zu können, ein zufälliges Zusammentreffen von Sklerose und Infektion ist aber nicht ausgeschlossen. Möglicherweise kommt letzteres auch für die Malaria in Betracht, wie Befunde *Nazaris* vermuten lassen. Über Arterienschädigung durch Injektion von Infektionsmaterial berichtet *Saltykow*. *Raßfeld* fand aber bei der bakteriologischen Untersuchung steril entnommenen Herzblutes von Leichen in 14 v. H. Krankheitserreger der verschiedensten Art, darunter 93 mal Streptokokken, die während des Lebens keine pathogene Wirkungen entfaltet hatten. Es liegt nahe, hier an eine durch Schutzstoffe hervorgerufene Zellaktivierung zu denken, durch die phagozytäre Vorgänge unterstützt werden. Auch wäre es interessant, über derartige Befunde auftauchende Fragen unter Berücksichtigung des Phänomens von *d'Herelle* (Autolyse [*Kruse, Jütten*]) zu verfolgen, mit dessen Nachprüfung sich bereits zahlreiche Forscher wie *A. Salimbeni; Gildemeister; Otto* und *Munter; Otto* und *Winkler; Otto, Munter* und *Winkler; Bail; Pfreimbter, Sell* und *Pistorius; Piorkowski; Dumas; Wollman; Bablet; R. Debré* und *Haguenau; Bail* und *Watanabe; Mießner* und *Baars; Rimpau; Eichhoff; Watanabe; R. Dörr; W. Seiffert; C. Prausnitz; K. W. Jütten* befaßt haben.

Über psychische Erregung und geistige Überanstrengung sowie über sexuelle Exzesse als Ursache der Arteriosklerose berichten u. a. *Pawinski**, *Klemperer** und *Herz*. Unter den Nährschäden spielt nach *Klemperer*** für die Entstehung des Leidens namentlich der Genuß größerer Eiweißmengen besonders als Fleisch eine unverkennbare Rolle. Nach *W. Frey* kann es dabei in den Geweben zu einer Anreicherung an sauren Stoffen kommen, in denen er eine Hauptursache der Erkrankung erblickt. Nach *H. Droop* (S. 31) ist freie Milchsäure geeignet Arterienveränderungen zu erzeugen, doch soll eiweißreiche Nahrung die Entstehung von sklerotischen Prozessen im Arteriensystem bei Kaninchen hintenanzuhalten imstande sein (S. 32). *Herz* hat in Österreich

s. Z. mittels Fragebogen, die an Ärzte gesandt wurden, statistische Erhebungen über die Ursachen der Arteriosklerose anzustellen versucht. Nach den eingelaufenen Antworten ergab sich mit fallender Häufigkeit der Ursachen folgende Abstufung: Schädlichkeiten seitens des Nervensystems, Alter, Alkohol, Lues, Stoffwechselstörungen, körperliche Arbeit, Tabak, Heredität, akute Infektionskrankheiten, Kaffee, Tee, Temperatureinflüsse. Eine übersichtliche, die Ursachen der Arteriosklerose betreffende Darstellung, deren Reproduktion aus Mangel an Raum unterbleiben muß, geben *Janowski* und *Droop*.

Aus dem im Verlaufe der Arteriosklerose — die *H. Huchard* eine „Krankheitsgruppe“ nennt, *C. Hirsch* für „ein mechanisches und chemisches Problem“ und *Heilner* für eine „Affinitätskrankheit“ erklärt — sich entwickelnden äußerst bunten Bild von klinischen Symptomen, die je nach der Lokalisation der geschädigten Arterien an den Extremitäten, am Herzen, an den Nieren, an Darm, Leber und Pankreas, am Auge und Gehirn auftreten und in letzterem Falle, namentlich, wenn es sich um frühzeitige und stark ausgeprägte Veränderungen der Gefäße handelt (*Fr. Patschke*), zu Psychosen [1]) in Beziehung stehen und dadurch auch sozialhygienische und forensische Bedeutung gewinnen, möchte ich hier nur den arteriellen Blutdruck und die mit ihm zusammenhängenden Vorgänge herausgreifen. —

Bekanntlich ist der Blutdruck von der Druckkraft und Frequenz des Herzens, welches das Blut in gleichmäßigem Rhythmus in die Arterien treibt, sowie von der Gefäßwandelastizität, die es in die Kapillaren, entgegen ihren Widerständen, führt, und von der Blutmenge abhängig. Im Bereiche dieser Faktoren ist der Druck unter gleichen Umständen bei Gesunden, infolge von Regulierungsvorgängen vermittels der Herz- und Gefäß-

---

[1]) *S. I. R. de Monchy:* „Die Zergliederung des psychischen Krankheitsbildes der Arteriosklerosis cerebri“ (Abhandlg. aus der Neurologie, Psychiatrie, Psychologie und ihren Grenzgebieten. Beihefte zur Monatsschrift für Psychiatrie und Neurologie, hersg. von *K. Bonhöffer* 1922, Heft 17) hat 62 Fälle beschrieben, in denen allgemeine bezw. cerebrale Arteriosklerose zu psychischen Störungen führte, darunter auch ein Fall (606) nach Kopftrauma. Von gewerbehygienischem Interesse ist Fall 1063. Derselbe betrifft einen Maler, bei dem Bleivergiftung als Ursache in Betracht kommt. Verf. führt auch Fälle an, z. B. 1196, in denen Alkoholmißbrauch als Ursache der Arteriosklerose erkannt wurde. Bei einem Zimmermann (2807) betrug der Blutdruck nur 120 mm Hg., in anderen Fällen war er stark erhöht. Bei 3395 erreichte er sogar ohne Nierenschädigung 225 mm Hg.

innervation, die für periphere Gefäße von anderen Zentren als für Gefäße innerer Organe auszugehen scheint, eine konstante Größe, so daß, wenn durch gewisse Einflüsse in bestimmten Gebieten, z. B. bei körperlicher Tätigkeit in den Muskelarterien, Erweiterungen und im Gegensatz hierzu in den Arterien anderer Körpergegenden, z. B. in den Eingeweiden, Verengerungen auftreten, oder umgekehrt, der Gesamtquerschnitt der arteriellen Blutbahn unverändert bleibt. Allerhand Ursachen vermögen jedoch innerhalb physiologischer Breite vorübergehende Blutdruckschwankungen hervorzurufen, die bei der Messung des Druckes an einer bestimmten Arterie bemerklich werden. Besonders sei auf folgendes hingewiesen: Bei Blutverlusten sinkt der Druck, doch ist die Senkung nur von kurzer Dauer, weil sich die Gefäße unter normalen Bedingungen ihrem Inhalte anpassen, der Verlust an Blut durch Eintritt von Wasser und Salzen gedeckt wird und Sekretionen unterbleiben. Einführung größerer Flüssigkeitsmengen per os steigert den Druck (*v. Maximowitsch* und *Rieder*), doch tritt bald wieder Senkung ein, falls die Nieren und andere Drüsen in ihrer Funktion zur Entleerung des Überschusses nicht beeinträchtigt sind, und die Anpassung der Gefäßwände nicht versagt. Intravenöse Kochsalzinfusionen lassen den Blutdruck unverändert (*Plesch*), nach *Prigge* sind sie aber ein wirksames und nachhaltiges Mittel, daniederliegenden Blutdruck zu heben. *Retzlaff* führte nach Aderlässen Infusionen mit Salzlösungen aus. Die dadurch bewirkte Hebung des Blutdruckes scheint weniger von dem Ersatz der abgelassenen Blutflüssigkeit, sondern mehr von der Wirkung von Ionen, insbesondere des Natrium- und Magnesiumjons, abhängig zu sein. Hypodermoklysmen bringen nach *E. Biernacki* nur eine geringe Steigerung hervor. Ob die Viskosität des Blutes, über deren Verhalten bei verschiedenen Krankheiten *E. Bachmann* berichtet, auf den Blutdruck von Einfluß ist, steht noch nicht fest. Nach *Martinet* ist der gesteigerte Blutdruck bei Arteriosklerose mit verminderter Viskosität verbunden. *Bachmann* ist der Ansicht, daß erhöhter Blutdruck durch niedrige Viskositätswerte bedingt sein könnte. Nach *K. Kleberger* kann weder die Viskosität noch irgendeine physikalische Zustandsänderung des Blutes zur Erklärung einer Blutdruckerhöhung herangezogen werden. Ähnliche Ansichten äußert *Fr. Müller* (S. 4).

Untersuchungen von *Tavaststjerna* und *Wolfensohn-Kriss* ergaben, daß der Blutdruck vom Alter und Geschlecht, von der

Körpergröße und dem Körpergewicht abhängig ist, daß er bei Erwachsenen größer als bei Kindern ausfällt, und daß er in den Pubertätsjahren manchmal einen Anstieg aufweist. Auch die Körperhaltung beeinflußt den Blutdruck. Nach *Friedmann* ist er im Liegen größer als im Sitzen, im Sitzen größer als im Stehen und bei körperlicher Bewegung größer als in der Ruhe. Ähnliches berichtet *Bröking*. *Masing* fand bei körperlicher Arbeit Steigerung des Blutdruckes und zwar um so mehr, je älter das Individuum ist, Training beugt dem jedoch vor. Ähnliche Angaben finden sich bei *Grebner* und *Grünbaum*, *Moritz**, *Karrenstein* und *Kießling*. Körperliche Anstrengungen, die bis zur Ermüdung durchgeführt werden, bringen Blutdrucksenkung mit sich. Auch psychische Erregung steigert den Blutdruck (*Alfr. Lehmann*, *S. Kornfeld*). Daß diese Erregung unkontrollierbar sei, wie *Kießling** meint, ist nicht zutreffend. Die ästhesiometrische Bestimmung derselben ist ihm nicht bekannt.

Über den Einfluß angestrengter geistiger Tätigkeit auf den Blutdruck gehen die Angaben auseinander. Dies erklärt sich leicht daraus, daß man bei den bisherigen Beobachtungen die Ermüdung nicht in Betracht gezogen hat. Unter besonderer Berücksichtigung der letzteren habe ich neuerdings Untersuchungen unternommen und werde darüber später berichten. Mit der Frage ob der Blutdruck bestimmte Tagesschwankungen zeigt, hat man sich bisher noch nicht genügend beschäftigt. *Colombo* gibt an, daß derselbe gemäß den Gebräuchen und Gewohnheiten im täglichen Leben an Höhe periodisch wechselt, und daß dieser Wechsel bei allen Menschen annähernd übereinstimmt. Dagegen gibt es nach *Gumprecht* keine regelmäßige Zu- und Abnahme des Blutdruckes zu verschiedenen Tageszeiten, nur die Hauptmahlzeit bewirkt manchmal eine kleine Steigerung. *E. Kylin* zitiert verschiedene Autoren, die angeben, daß der Blutdruck bei Gesunden im Laufe des Tages mit einer gewissen Periodizität wechselt, daß er beim Einschlafen sinkt, nach einigen Stunden Schlaf seinen tiefsten Stand erreicht, dann langsam ansteigt, nach dem Erwachen etwas höher ist als beim Einschlafen und im Laufe des Tages weiter steigt. Nach *C. Müller* (Kristiania) soll er sich bei Gesunden während des Schlafes unabhängig von den Tageswerten auf 92 bis 94 bei Männern, auf ungefähr 88 mm Hg. bei Frauen einstellen. *P. Blume* fand den Blutdruck während des Schlafes bei Männern ebenfalls zu 95, bei Frauen zu 88 und bei Kindern zu 82 mm Hg. Ob das vorher verabreichte Veronal dabei von

Einfluß ist, müssen weitere Beobachtungen entscheiden[1]). Nach *Katsch* und *Pansdorf* ist das Absinken des Blutdruckes im Schlaf die größte physiologische Blutdruckbewegung. Der maximale Druck sinkt am stärksten während der ersten zwei Schlafstunden. Von dem dann erreichten Tiefpunkt erhebt er sich bis zum morgendlichen Erwachen ganz allmählich und wird dann mehr oder weniger diskontinuierlich auf den Tageswert hinaufreguliert. Der Minimaldruck sinkt nur geringfügig, und zur Zeit des tiefsten Schlafes entspricht der starken Senkung des maximalen Druckes manchmal sogar eine mäßige Erhebung des minimalen Druckes. Interessant betreffs einer Periodizität des Blutdruckes im weiblichen Geschlecht ist die Angabe *Federns*, daß der Druck von einer Menstruation zur anderen eine Kurve beschreibt, die am niedrigsten kurz vor, bei oder bald nach Eintritt der Blutung ist und sich innerhalb dieses Zyklus bis zur nächsten Menstruation erhebt. Dieselbe Kurve soll sich auch während der Schwangerschaft von Monat zu Monat ergeben. Über den Einfluß kalter und warmer Begießungen (Duschen) auf den Blutdruck berichten *Edgecombe* und *Bain* sowie *Hegglin*. Nach letzterem bewirkt jede Dusche Steigerung des Druckes, als Nachwirkung tritt jedoch Senkung ein. Auch können Duschen spontane Druckschwankungen hervorrufen. Bei verstärkter Inspiration wird der Blutdruck nach *Kronecker* und *Heinricius* durch Behinderung der Herzdiastole seitens der Lungen erniedrigt.

Respiratorische Schwankungen, die als *Traube-E. Hering-Mosso*sche Wellen bekannt sind, können durch rhythmische Erregung des Atemzentrums hervorgerufen werden. — Unter krankhaften Bedingungen kommt es nicht selten zu einer dauernden Steigerung des arteriellen Druckes über die physiologische Grenze hinaus, wobei die unter normalen Verhältnissen bereits bestehenden Schwankungen verstärkt werden, der Blutdruck morgens am niedrigsten ist, im Laufe des Tages erheblich ansteigt (*Fahrenkamp*) und manchmal plötzlich nach Art von Spasmen anfallsweise eine starke Steigerung erfährt (*Pals* Gefäßkrisen). — Solche Vorgänge bezeichnet man als Hypertonie.[2]) Es entsteht nun die Frage: Gibt

[1]) Nachtrag bei der Korrektur: *C. Müller* (Kristiania), Münch. med. Wochenschr. 1923, Nr. 6, S. 180 hält das Veronal für völlig indifferent.

[2]) Dieser Ausdruck wird, weil er schon seit langer Zeit für einen erhöhten Spannungszustand der Muskulatur gebraucht wird, von manchen Klinikern durch die halb der griechischen, halb der lateinischen Sprache entlehnte Bezeichnung „Hypertension“ ersetzt. Da letztere sich aber in

es einen Zusammenhang zwischen Hypertonie und Arteriosklerose? Diese Frage wird dadurch bejaht, daß Veränderungen am Gefäßsystem beziehungsweise im Blut Hypertonie herrufen können, und daß umgekehrt Hypertonie zu derartigen Veränderungen beizutragen vermag, worauf auch *W. Frey* (1922) hinweist.

Da die Arteriosklerose im anatomischen Sinne in hyperplastischen und degenerativen Prozessen zum Ausdruck kommt, die, wenn auch allmählich, um so leichter einsetzen, je geringer die Bewegungsmöglichkeit der Arterien infolge ihrer Lage ist (*Faber*, *Oberndorfer*), so müssen solche Veränderungen, sobald dadurch dem Blutstrom in den Arteriolen, die den Eintritt des Blutes in die Kapillaren und die Blutversorgung der Gewebe zu regulieren haben, so erhebliche Widerstände erwachsen, daß sie den Abfluß des Blutes erschweren, zur Hypertonie führen. Diese macht sich nach *Rosin* als nutzbringender, nach *Fahr**, gewissermaßen als kompensatorischer Vorgang in den stromaufwärtsgelegenen Arterien in um so weiterem Umkreis bemerklich, je größer das Verteilungsgebiet der den Blutabfluß erschwerenden Gefäße ist. Die Hypertonie ist demnach in diesem Falle eine Folge von anatomisch nachweisbaren Gefäßveränderungen und man könnte sie daher als anatomische Hypertonie bezeichnen. Bei nur geringem Ausmaß der Veränderungen ohne Elastizitätseinbuße der Gefäßwand kann die Hypertonie noch fehlen. Es gibt also auf anatomischer Grundlage basierende sklerotische Vorgänge ohne Hypertonie. Es sind nun aber keineswegs immer anatomische Veränderungen zur Erzeugung der Hypertonie erforderlich. Man hat an Leichen von Personen, die im Leben Hochdruck aufwiesen und durch irgendein Akzidenz ad exitum kamen, anatomisch keinerlei Veränderungen der Arterienwand gefunden. Demnach gibt es auch ohne solche Hypertonie. Diese Art derselben, die durch eine verstärkte tonische Kontraktion der Gefäßmuskulatur auf reflektorischem Wege zustande kommt, sei es durch Einwirkung körperfremder oder körpereigener, aus dem Organbetrieb her-

---

der medizinischen Literatur und in der Praxis noch nicht genügend eingebürgert hat, aus dem Zusammenhang, in welchem der bisherige Ausdruck gebraucht wird, seine Bedeutung zur Genüge hervorgeht, und der sich gelegentlich einstellende „Hypertendiker“ und „Hypertensoriker“ dem „Hypertoniker“ gegenüber linguistische Ungeheuer sind, möge die Bezeichnung Hypertonie, der wenigstens ein einheitliches Sprachgefühl zugrunde liegt, auch für den erhöhten Blutdruck hier beibehalten werden.

rührender Stoffe, läßt sich als Reflexhypertonie bezeichnen (*W. Frey**, *derselbe* und *Hagemann*). Auch von einer genuinen oder essentiellen Hypertonie redet man (*Kahler* u. a.). *Külbs* (S. 717), der eine Einteilung der Hypertonie nach der Ätiologie in zehn Gruppen gibt, wobei aber Traumen und gewerbliche Vergiftungen als ätiologische Momente nicht berücksichtigt sind, weist darauf hin, daß der Ausdruck essentielle Hypertonie nur die Verschleierung eines Zustandes ist, der in einer Weise, die wir nicht kennen, hervorgerufen wird und sich unabhängig von Organsklerosen entwickelt. Man faßt den Zustand, in dem Gefäßveränderungen zwar noch fehlen, der Blutdruck aber hoch ist und große Labilität zeigt, deren Bedeutung *E. Müller de la Fuente* besonders hervorhebt, als Präsklerose auf, weil er ein Vor- richtiger Früh-stadium der eigentlichen Arterienerkrankung darstellt und die für diese charakteristischen anatomischen Veränderungen besonders der Intima, wie *R. Thoma* betont, einzuleiten, zu beschleunigen und zu verschlimmern vermag. Demnach besteht die Ansicht *Anitschkoffs*, daß der Blutdruck in der Ätiologie der Arteriosklerose nur eine untergeordnete Rolle spiele, nicht zu Recht. Im Verlaufe der Prozesse kann dann allerdings, je nach den obwaltenden Verhältnissen, der Lokalisation der in Betracht kommenden Gefäße (*Teissier*) und vaskulären Beschaffenheit der hauptsächlich an der Erkrankung beteiligten Organe (Herz, Gehirn, Pankreas, Niere[1]) u. a.), die Hypertonie zurückgehen, sie kann aber auch bestehen bleiben (*Kahane*). Im ersteren Falle liegen nach *Janowski** schon weit fortgeschrittene Veränderungen der Herzmuskulatur vor. So erklärt es sich wohl, daß *Sawada* unter 98 Fällen von Arteriosklerose mit normaler Funktion von Herz und Nieren 10 mit Druckgrenzwerten und nur 5 mit erhöhtem Druck fand, daß unter 24 Fällen mit akzentuiertem zweiten Aortenton aber ohne Nierenerscheinungen einer mit Grenzwerten und 10 mit Hypertonie vorhanden waren, während 10 Fälle mit Schrumpfniere sämtlich einen Druck bis 205 mm Hg. aufwiesen, und 8 Fälle zwischen dem 14. und 26. Lebensjahre eine Druckhöhe von 131 mm Hg. zeigten.

Außer durch Vorgänge in der Gefäßwand kann die Hyper-

---

[1]) Auf Einzelheiten einzugehen, würde hier zu weit führen. Über die Beziehungen zwischen Hypertonie und Nierenschäden und die hierüber bestehenden Kontroversen sei besonders auf die Arbeiten von *Kautsky*, *Volhard*, *Harpuder*, *Dorner*, *v. Monakow*, *Rosenthal*, *Fahr*, *Kylin**, *O. Klein* und auf die Erwägungen von *Fr. Müller* verwiesen.

tonie durch erhöhte Volumenergie des Herzens, wie oben erwähnt, hervorgerufen werden, auch kann sie als Folge einer von der normalen chemischen Zusammensetzung abweichenden Blutbeschaffenheit auftreten. — Für alle die zur Hypertonie führenden Prozesse können Stoffe in Betracht kommen, die von außen in den Körper eindringen, oder deren Quelle im Inneren desselben liegt. Von beiden sind auch manche der bereits unter physiologischen Verhältnissen auftretenden Blutdruckschwankungen abhängig. Auf die besonders die Gewerbe- und Sozialhygiene interessierenden Außenstoffe wurde bereits hingewiesen. Als Innenstoffe sind Produkte des Stoffwechsels von Belang, worauf neuerdings u. a. *R. Thoma** hinweist, namentlich, wenn die Beseitigung solcher wie z. B. Milch-, Phosphor- oder Kohlensäure erschwert ist. Auch Stoffe aus innersekretorischen Anomalien sowie Jonen sind zu nennen, deren Gleichgewicht durch Verschiebungen alteriert wird.

Für Stoffwechselprodukte spricht das Auftreten der Hypertonie und Arteriosklerose im Anschluß an die Retention, Verschleppung und Gewebshaftung der Harnsäure als Endprodukt der durch Zerfall von Nukleinen frei werdenden Purinbasen bei der Stoffwechselgicht und ihre Beziehung als „Reizharnsäure" (*Th. Brugsch*) zum Nervensystem, sowie überhaupt die Vermehrung des Reststickstoffes als Überbleibsel derjenigen Stickstoffmenge, die nach Ausfällung des Eiweißes noch im Blutserum gelöst vorhanden ist. Es ist jedoch zu bemerken, daß dies keineswegs immer zutrifft; denn es kann z. B. bei Schrumpfniere Hypertonie ohne Erhöhung des Reststickstoffes vorhanden sein. Andererseits wird bei Leukämie, trotz erheblicherer Mengen von Harnsäure im Blute, Hypertonie vermißt. Bei der Gichtniere kann Hypertonie ebenfalls fehlen. Außer der Gicht gehört die Fettsucht hierher, bei der zugleich hypophysäre und myxomatöse Momente eine Rolle spielen. Auch der Diabetes und Morbus Basedowii (*E. Kisch*) sind zu erwähnen, obwohl die Arteriosklerose bei letzterem seltener und relativ spät vorkommt.

Bekannt ist, daß der Blutdruck durch Kochsalzretention gesteigert wird und der Steigerung durch salzarme Diät vorgebeugt werden kann. Nach *de Snoo* ist diese Tatsache für die Geburtshilfe deswegen von besonderer Bedeutung, da Blutdrucksteigerung eine konstante Erscheinung der Schwangerschaftsintoxikation und Eklampsie sowie eine der wesentlichsten Ursachen von zeitiger Lösung der Plazenta bildet. Mit der Frage, ob eine Erhöhung des Blutzuckerspiegels Hypertonie zur Folge hat, beschäftigten sich u. a. *Kylin***, *Hülse* und *Härle*. *Kylin*** fand denselben bei akuter Nephritis mit Hypertonie normal, *Hülse* fand keine Erhöhung desselben bei Hypertonie, und *Härle* konnte einen Parallelismus zwischen der Höhe des Blutzuckers und Blutdruckes nicht feststellen. Eine Glykosurie deutet jedoch manchmal auf das Vorhandensein sklerotischer Pankreasgefäße. Nach *J. F. Yarbrough* liegt die wahre Ursache der Hypertonie in einer Kohlehydratanämie, begleitet von Azidämie. Sobald eine strenge Eiweißkost eingehalten wurde(!), mit gleichzeitiger Verabreichung alkalischer Mittel, sank der Blutdruck. Nach Aussetzung beider erfolgte wieder Anstieg desselben.

Wie sich *Billigheimer*** zu dieser Ansicht stellt, ist aus dem kurzen Referat über seinen Vortrag nicht genau zu entnehmen. Es heißt dort nur, daß kohlehydratreiche und eiweißreiche Ernährung einen Einfluß auf die Adrenalinblutzucker- und Adrenalinblutdruckkurve ausüben, daß eiweißreiche Kost einen höheren Anstieg des Blutdruckes, kohlehydratreiche einen höheren Anstieg der Blutzuckerkurve bewirkt. Im Hinblick auf Inkrete hat man dem auf reflektorischem Wege von der Nebenniere ausgeschiedenen Adrenalin besondere Aufmerksamkeit zugewandt und eine Vermehrung desselben im Blute für die Hypertonie in Betracht gezogen. *Volhard** führt die allgemeine Gefäßkontraktion bei hypertonischen Nierenerkrankungen auf eine „vermutete aber nicht bewiesene“ Hyperadrenalinämie zurück. Nach *Hülse** entbehrt die Annahme letzterer jedes Beweises, er zieht aber in Betracht, daß bei Infekten Stoffe in das Blut gelangen können, welche die Gefäße für Adrenalin in einen Zustand der Überempfindlichkeit versetzen. Er führt hierfür den merkwürdigen Befund an, daß eine eben wirksame Adrenalindosis, die einem Meerschweinchen nach vorausgegangener Injektion von Nephritisserum eingespritzt wird, eine wesentlich stärkere Blutdrucksteigerung herbeiführt, als wenn das Adrenalin nach einer Injektion von Ringer-Lösung oder Normalserum einverleibt wird. Besagte Überempfindlichkeit wird durch Aufrechterhaltung des Gehaltes an Kalziumionen im Blute vielleicht beseitigt oder doch gemildert. Nach *E. Schiff* gibt es übrigens Individuen, die auf Injektion von Adrenalin überhaupt nicht mit Blutdrucksteigerung reagieren. — Für einen Zusammenhang zwischen Inkreten und Hochdruck spricht nach *Grödel*s Erfahrungen das Vorkommen desselben im Klimakterium. *Kisch* (S. 693) hält es jedoch für unwahrscheinlich, daß es eine reine klimakterische Hypertonie gibt. *H. Freund* fand, daß Zerfallshormone von Blutplättchen vasokonstriktoriche Wirkung besitzen, wodurch Hypertonie hervorgerufen wird. Bei der Entstehung eines hohen Blutdruckes infolge von anstrengender geistiger Tätigkeit dürften ebenfalls Stoffwechselprodukte und Inkrete, deren Auftreten mit Erregungs- und Ermüdungszuständen zusammenhängt, eine Rolle spielen. Sollen doch nach *Kretschmer* Keimdrüsenhormone die Ganglienzellen der Hirnrinde zu Arbeitsleistungen befähigen und Keimdrüsenschädigungen eine Dysfunktion derselben hervorrufen können.

*Billigheimer** sah den Blutdruck steigen, wenn dem Blute durch bestimmte Reize Kalziumionen entzogen und nach dem Reizorte geleitet werden. Bei ihren Untersuchungen über die theoretischen Grundlagen und die Indikation der Kalziumtherapie wollen *Dresel* und *Jakobovitz* festgestellt haben, daß bei Chlorkalziuminjektion mit und ohne Zwischenschaltung von Adrenalin die Wirkung des Kalziumions zunächst, der einer sympathischen Erregung entsprechend, den Blutdruck erhöht, ihn aber im weiteren Verlauf erniedrigt z. B. bei einem Patienten von 180 mm Hg. auf 162 mm, bei einem anderen von 123 mm Hg. auf 103 mm. Die akute Wirkung von Kalziumionen steht möglicherweise mit einer peripher bedingten, verstärkten Sympathikusreaktion, die Dauerwirkung mit einer zentral erfolgenden Regulierung des Gleichgewichtes zwischen sympathischen und parasympathischen Funktionen im Zusammenhang. Daß es für alle derartige Vorgänge von Bedeutung sein wird, in welchem Konzentrationsgrad sich die wirksamen Stoffe befinden und zu welcher Zeit sie sich äußern, beziehungsweise über welchen Zeitraum sich ihre Wirkung erstreckt, liegt auf der Hand. Damit hängt es denn vielleicht auch zusammen, daß sich eine verschiedene Beschaffenheit des Blutdruckes bei Hypertonikern im Wach- und Schlafzustande feststellen läßt. *Katsch* und *Pansdorf* (S. 1717) sind der Ansicht, daß es blutdrucksteigernde Faktoren gibt, die sich sowohl im Wachzustande als auch während des Schlafes unverändert verhalten, andere dagegen sollen ihre Wirkungen nur während des ersteren entfalten, im Verlaufe des letzteren jedoch wirkungslos bleiben. Die genannten Autoren kommen daher zur Aufstellung zweier Typen für die Hypertonie. Der eine Typus ist dadurch gekennzeichnet, daß der Blutdruck des Hypertonikers im Schlaf eine besonders starke Senkung erfährt, bei dem anderen Typus fehlt dagegen diese Senkung, oder sie ist nur gering. Die Untersuchungen über den Einfluß von Außenstoffen, Stoffwechselprodukten, Inkreten und Ionen auf den Blutdruck und die Gefäßwand führen nun zu der Frage: Wo befinden sich die Angriffsstellen, an denen solche Stoffe zur Wirkung gelangen? Da es, wie im vorhergehenden angegeben wurde, Gefäßwandveränderungen ohne Hypertonie und Hypertonie ohne letztere gibt, so liegt die Annahme nahe, daß die Lage und Beschaffenheit der Angriffspunkte je nach der Natur der Reizstoffe, und je nachdem durch ihre Wirkung direkt anatomische Gefäßveränderungen oder zunächst Hypertonie erzeugt werden, eine verschiedene ist. Vom Blut aus können allerlei Stoffe unter Beteiligung des Endothels der Gefäße in das Wandgewebe derselben eindringen, sich dort umwandeln und ablagern und direkt sklerotische Prozesse hervorrufen. Es können letztere, beziehungsweise zuerst Hypertonie, aber auch auf neurogenem Wege hervorgebracht werden. In letzterem Falle handelt es sich entweder um eine Reizung der Gefäßnervenendigungen oder um Reizung der Zentren, die im Rückenmark, im verlängerten Mark und in der Regio subthalamica im Gebiet des Höhlengraues des 3. Ventrikels lokalisiert sind, wobei eventuell in diesen eintretende Hypophysenhormone sich an der Reizwirkung beteiligen. *Dresel* gelang der experimentelle Nachweis, daß den subthalamischen Zentren das Corpus striatum übergeordnet ist. Elektrische Reizung einer bestimmten Stelle im Palaeostriatum führt zu Blutdrucksenkung. Je nach der Natur der Stoffe und der Lage ihrer Angriffspunkte wird sich die Wirkung in verschiedener Weise bemerklich machen. Für das Herz ergibt sich daraus durch den Accelerans eine Beschleunigung und Verstärkung der Schläge, für die Muscularis der Arterien durch Vermittlung der Vasokonstriktoren eine vermehrte Kontraktion — an den Kapillaren wird dieselbe durch die *Steinach-Kahn*schen Zellen bewirkt[1]) — und durch Beziehungen des Sympathikus zu den mnestisch-assoziativen Zentren der Hirnrinde eine Beeinflussung der Psyche.

In allen diesen Fällen kann die Wirkung bestimmter Reizstoffe bezüglich Erhöhung des Blutdruckes beziehungsweise der normalen Gefäßwandbeschaffenheit für den Betroffenen verhängnisvoll werden. —

Aus den vorstehenden Betrachtungen geht hervor, daß man es bei der Arteriosklerose mit zwei in engem Zusammenhange stehenden Erscheinungen, mit gesteigertem Blutdruck und mit

[1]) Wortlaut dieser nachträglichen Anmerkung siehe Seite 56.

Gefäßwandveränderungen zu tun hat. Bei der rationellen Behandlung der Erkrankung hat man demnach auf beide sein Augenmerk zu richten. Ich beginne mit dem Blutdruck. Unter dem Namen „Animasa“ gibt es seit einiger Zeit ein Organopräparat[1]) das per os verabreicht, sowohl den normalen Blutdruck Gesunder als auch die Hypertonie Gefäß- und Nierenkranker vermindert. Über dieses Präparat, seine Herstellung und Zusammensetzung und seine Verschiedenheit von dem *Heilner*schen Gefäßpräparat habe ich bereits in einer vorläufigen Mitteilung kurz berichtet[2]). Hier möchte ich die an Tieren, sowie an Gesunden und Kranken in hiesigen Kliniken mit dem Präparat erhaltenen Wirkungsergebnisse ausführlich zusammenstellen.

Die auf meine Anregung hin und unter meiner Leitung von dem Tierarzt Dr. *F. Taenzer* in der hiesigen Veterinärklinik an Tieren ohne und mit Verwendung von Animasa angestellten Blutdruckmessungen wurden als Dissertation verarbeitet. Wann und ob dieselbe bei den heutigen Teuerungsverhältnissen in extenso im Druck erscheint, ist ungewiß. Nach Vereinbarung mit dem Verfasser will ich die Messungsergebnisse daher mitteilen. Beim Pferd wurden die Messungen in stehender Stellung und zwar an der Arteria coccygea, beim Hund in Seitenlage am Hinterbein vorgenommen.

1. Stute Jule: 11 Jahre alt, schweres, gut genährtes, gesundes Arbeitspferd. Tab. I. Messungen vormittags $10^1/_2$ Uhr und nachmittags 4 Uhr an acht aufeinanderfolgenden Tagen. a) Ohne Verabreichung von Animasa.

Tabelle I.

	Vormittags					Nachmittags				
	Temperatur	Puls	Atmung	Blutdruck in mm Hg.		Temperatur	Puls	Atmung	Blutdruck in mm Hg.	
1. Tag	37,9	42	12	110	Mittel 113,6	38,1	40	12	113	Mittel 115,8
2. „	37,8	40	10	111		38,2	40	12	114	
3. „	38,0	40	10	113		38,4	40	10	115	
4. „	37,9	42	12	115		38,1	40	10	116	
5. „	37,8	40	10	114		38,0	40	12	116	
6. „	37,7	40	10	115		38,1	40	10	117	
7. „	37,7	40	10	115		38,0	42	10	118	
8. „	37,8	40	10	116		38,2	40	10	117	

[1]) Hergestellt wird das Präparat von den Organotherapeutischen Werken in Osnabrück.

[2]) Münch. med. Wochenschr. 1922, Nr. 49, S. 1696—1698.

b) Nach Verabreichung von Animasa. Die Perlen wurden vom Pferde wie Zucker gerne aus der Hand gefressen. Die in der Tab. II angegebene Dosis erhielt das Tier zur Hälfte morgens, zur anderen Hälfte nachmittags ca. 1 Stunde vor der Messung. Zeit der Messung wie in Tab. I.

Tabelle II.

	Vormittags				Nachmittags			
Dosis	Temperatur	Puls	Atmung	Blutdruck	Temperatur	Puls	Atmung	Blutdruck
1. Tag 8	37,6	40	10	117	38,0	42	10	111
2. „ 8	37,5	40	10	95	38,0	40	10	94
3. „ 8	37,7	36	10	92	38,2	38	10	90
4. „ 8	37,9	40	10	94	38,3	40	10	93
5. „ 8	38,2	38	12	92	38,3	38	10	88
6. „ 10	38,2	36	10	89	38,3	36	10	85
7. „ 10	38,1	36	10	88	38,3	34	10	87
8. „ 10	38,0	38	12	85	38,3	34	10	85
9. „ 12	38,0	36	10	85	38,4	34	10	86
10. „ 12	37,9	32	10	85	38,3	32	10	80

c) Nach Aussetzen des Präparates Tab. III. Zeit der Messung wie in Tab. I.

Tabelle III.

Vormittags				Nachmittags			
Temperatur	Puls	Atmung	Blutdruck	Temperatur	Puls	Atmung	Blutdruck
1. Tag 37,8	32	10	80	38,3	32	10	86
2. „ 37,9	32	10	85	38,0	32	10	92
3. „ 37,9	34	10	93	38,1	34	10	95
4. „ 37,8	34	10	95	38,2	34	10	97
5. „ 37,7	34	10	98	38,1	36	10	103
6. „ 37,6	36	10	106	38,3	38	10	111
7. „ 37,8	38	10	109	38,0	38	10	113
8. „ 37,7	38	10	111	38,2	38	10	114

2. Jagdhund Finder: Rüde, 2 Jahre alt, mittlerer Ernährungszustand, gesund. Zeit der Messung wie in Tab. I. a) Ohne Verabreichung von Animasa.

Tabelle IV.

Vormittags					Nachmittags				
Temperatur	Puls	Atmung	Blutdruck		Temperatur	Puls	Atmung	Blutdruck	
1. Tag 37,9	120	18	141	Mittel 141,4	38,1	114	16	144	Mittel 141,3
2. „ 38,0	110	18	145		38,4	104	16	141	
3. „ 37,8	100	16	142		38,0	110	16	138	
4. „ 38,0	110	16	140		38,2	110	14	139	
5. „ 37,7	114	15	142		38,2	110	14	144	
6. „ 37,9	112	12	140		38,0	110	14	142	
7. „ 37,6	114	14	140		38,3	115	12	141	

b) Nach Verabreichung von Animasa Tab. V; die in der Tabelle angegebene, vom Hunde gerne genommene Dosis Perlen wurde nur morgens gegeben.

Tabelle V.

	Vormittags				Nachmittags			
Dosis	Temperatur	Puls	Atmung	Blutdruck	Temperatur	Puls	Atmung	Blutdruck
1. Tag 2	37,8	112	15	140	38,2	114	13	137
2. „ 2	37,9	110	14	137	38,4	112	12	137
3. „ 2	38,0	108	12	135	38,4	110	14	131
4. „ 2	38,2	110	12	125	38,6	110	14	129
5. „ 2	38,2	114	14	131	38,4	114	12	134
6. „ 3	38,3	100	12	127	38,5	104	12	129
7. „ 3	38,0	108	14	125	38,3	100	12	124
8. „ 3	38,4	80	12	112	38,8	100	14	119
9. „ 3	38,5	92	14	118	38,4	96	14	117
10. „ 3	38,4	92	14	119	38,7	94	15	118
11. „ 4	38,6	92	12	118	39,0	100	14	120
12. „ 6	38,8	104	16	117	38,9	98	13	111
13. „ 6	38,7	90	12	109	38,8	100	13	100

c) Nach Aussetzen des Präparates wurden folgende Ergebnisse erhalten:

Tabelle VI.

Vormittags				Nachmittags			
Temperatur	Puls	Atmung	Blutdruck	Temperatur	Puls	Atmung	Blutdruck
1. Tag 38,5	96	12	105	38,7	98	12	106
2. „ 38,6	98	12	108	38,7	96	14	110
3. „ 38,4	96	12	112	38,6	98	14	116
4. „ 38,3	96	12	114	38,5	96	15	118
5. „ 38,1	98	14	121	38,3	96	15	127
6. „ 37,9	100	16	130	38,1	98	14	136
7. „ 37,8	96	15	137	38,0	100	14	142

Aus den vorstehenden Tab. I bis VI ist ersichtlich, daß 1. durch tägliche Verabreichung von Animasa der Blutdruck ganz erheblich sinkt, beim Pferd innerhalb 10 Tagen um 37 mm Hg., beim Hund innerhalb 13 Tagen um 40 mm Hg; 2. nach Aussetzen des Präparates der Blutdruck beim Pferd innerhalb 8, beim Hunde innerhalb 7 Tagen wieder den normalen Wert annimmt[1]). Erhebliche regelmäßige Unterschiede, d. h. bestimmte Schwankungen des normalen Blutdruckes am Morgen und Nachmittag, lassen die

[1]) *Taenzer* hat seine Versuche später in der Praxis mit den gleichen Ergebnissen fortgesetzt und dieselben der Dissertation nachträglich hinzugefügt.

Tabellen I und VI mit Sicherheit nicht erkennen. Die geringe Erhöhung des Druckes, von 2 bis 3 mm beim Pferd (Tab. I) am Nachmittag gegenüber den Morgenwerten, kann durch kleine kaum zu vermeidende Ungenauigkeiten bei der Ablesung des Quecksilberstandes sowie durch Einfluß der Temperatur der Umgebung auf die Ausdehnung des Quecksilbers hervorgerufen sein. Dieselben Erscheinungen können bei den Messungen nach Verabreichung und Aussetzung des Präparates eine Rolle spielen. Daß sich bei der Verabreichung nachmittags manchmal eine etwas bedeutendere Druckerniedrigung ergibt als morgens, dürfte sich aus der kumulativen Wirkung des Präparates erklären. Daß nach Aussetzen desselben der Druckwert am Morgen des nächsten Tages in den meisten Fällen etwas höher als am vorhergehenden Nachmittage liegt, ergibt sich aus der ganz allmählichen Rückkehr des Druckes zur Norm. —

Um festzustellen, wie das Präparat auf den Blutdruck des Menschen in gesundem Zustand einwirkt, kamen solche männliche und weibliche Personen in der hiesigen Augenklinik[1]) zur Beobachtung, an denen Schieloperationen ausgeführt werden sollten, die im übrigen aber keine Abweichung ihrer Körperorgane aufwiesen. Die an diesen Personen erhaltenen Ergebnisse der Blutdruckmessungen sind folgende:

1. Frauenabteilung: Frieda M. 21 Jahre alt; Blutdruck vor Beginn der Versuche am 12. 1. 22 120 mm Hg. Verabreichung von 2 Perlen Animasa täglich, je eine morgens und abends s. Tab. VII.

Tabelle VII.

Datum der Messung 1922	Systolischer Druck in mm Hg.	Ergebnis
12. 1.	120	Nach Verabreichung von 2 Perlen Animasa täglich erfolgt innerhalb 8 Tagen eine Blutdrucksenkung um 15 mm von 120 mm auf 105 mm Hg.
13. 1.	114	
14. 1.	115	
15. 1.	110	
16. 1.	114	
17. 1.	113	
18. 1.	108	
19. 1.	110	
20. 1.	105	
Perlen ausgesetzt:		

[1]) Für die Genehmigung, die Messungen an den in Betracht kommenden Personen auszuführen, bin ich Herrn Geheimrat *Vossius*, für die Ausführung der Messungen, während ich anderorts mit solchen beschäftigt war, Herrn Assistenzarzt Dr. *Krause* dankbar.

Tabelle VII. (Fortsetzung.)

Datum der Messung 1922	Systolischer Druck in mm Hg.	Ergebnis
21. 1.	104	Nach Aussetzen der Perlen sinkt der Blutdruck in den nächsten 2 Tagen weiter auf 102 mm, hält sich alsdann für die nächsten 9 Tage mit Schwankungen auf der Höhe von 110,8 mm und erreicht nach weiteren 12 Tagen steigend den Ausgangspunkt von 120 mm.
22. 1.	102	
23. 1.	110	Mittel 110,8 (23. 1. – 1. 2.)
24. 1.	110	
25. 1.	110	
26. 1.	108	
27. 1.	111	
28. 1.	114	
30. 1.	110	
1. 2.	110	
3. 2.	114	
6. 2.	115	
13. 2.	120	
täglich wieder 2 Perlen;		
14. 2.	108	Bei abermaliger Darreichung von 2 bzw. 3 Perlen fällt der Blutdruck in 2 Tagen um 15 mm von 120 auf 105 mm und zeigt dann im Verlaufe von 6 Tagen eine Höhe von 108,5 mm im Mittel.
15. 2.	105	
16. 2.	110	Mittel 108,5 (16. 2. – 21. 2.)
täglich 3 Perlen je 1 morg., mittags und abends:		
17. 2.	110	
18. 2.	110	
19. 2.	108	
20. 2.	108	
21. 2.	105	

2. Kinderabteilung: Tab. VIII, Frieda N., 10 Jahre. Blutdruck vor Beginn der Versuche am 12. 1. 1922 100 mm Hg. Perlengabe wie in Tab. VII.

Tabelle VIII.

Datum der Messung 1922	Systolischer Druck in mm Hg.	Ergebnis
12. 1.	100	Nach Verabreichung von 2 Perlen täglich erfolgt innerhalb 8 Tagen eine Blutdrucksenkung von 100 mm Hg. auf 82 mm, also um 18 mm.
13. 1.	99	
14. 1.	92	
15. 1.	90	
16. 1.	89	
17. 1. Tag der Operation	90	
18. 1.	82	
Perlen ausgesetzt:		

Tabelle VIII. (Fortsetzung.)

Datum der Messung 1922	Systolischer Druck in mm Hg.	Ergebnis
19. 1.	90	Nach Aussetzen der Perlen steigt der Druck in 4 Tagen mit einer Remission wieder auf 100 mm, hält sich dann in den nächsten 9 Tagen mit Schwankungen auf der Höhe von 94,1 im Mittel und steigt in den nächsten 5 Tagen mit 9 mm über den Anfangswert auf 109 mm Hg.
20. 1.	91	
21. 1.	85	
22. 1.	100	Mittel 94,1
23. 1.	92	
24. 1.	94	
25. 1.	90	
26. 1.	91	
27. 1.	92	
28. 1.	95	
30. 1.	98	
31. 1.	100	
1. 2.	95	
3. 2.	106	
6. 2.	109	
Pause.		
Täglich wieder 2 Perlen:		
13. 2.	106	Nach Darreichung von 2 Perlen sinkt der Blutdruck von 106 auf 102 mm, steigt dann auf 105 mm, behält bei 3 Perlen 2 Tage diesen Wert und sinkt dann in den nächsten 3 Tagen bei 2 Perlen auf 100 mm Hg.
14. 2.	102	
15. 2.	103	
16. 2.	105	
täglich 3 Perlen:		
17. 2.	105	
18. 2.	105	
täglich 2 Perlen:		
19. 2.	102	
20. 2.	102	
21. 2.	100	

3. Kinderabteilung: Tab. IX, Robert Sch., 13 Jahre. Blutdruck vor Beginn der Versuche am 12. 1. 1922 105 mm Hg. Perlengabe wie in Tab. VII.

Tabelle IX.

Datum der Messung 1922	Systolischer Druck in mm Hg.	Ergebnis
12. 1.	105	Durch Darreichung von 2 Perlen täglich erfolgt innerhalb von 9 Tagen Blutdrucksenkung um 16 mm Hg. von 105 auf 89 mm.
13. 1.	102	
14. 1.	100	
15. 1.	101	
16. 1.	100	
17. 1. Tag der Operation	93	
18. 1.	93	
19. 1.	94	
20. 1.	89	
Perlen ausgesetzt:		

Tabelle IX. (Fortsetzung.)

Datum der Messung 1922	Systolischer Druck in mm Hg.		Ergebnis
21. 1.	95		Nach Aussetzen der Perlen steigt der Blutdruck sofort von 95 auf 113 um 18 mm, dann hält sich der Druck während der nächsten 5 Tage auf der Höhe von 105,6 mm im Mittel und fällt nach abermaliger Darreichung von 2 Perlen von 105 auf 92 um 13 mm; am Tage der Entlassung steigt er um 6 mm auf 98, hierbei scheint eine gewisse Erregung nicht ohne Belang zu sein.
22. 1.	113		
23. 1.	105	Mittel 105,6	
24. 1.	108		
25. 1.	105		
26. 1.	105		
27. 1.	105		
abermalige Darreichung von 2 Perlen:			
28. 1.	102		
30. 1.	92		
31. 1. Tag der Entlassung	98		

4. Männerabteilung: Tab. X, Karl E., 21 Jahre, von Beruf Schuhmacher, z. Z. Knecht in Nidda; in die Klinik aufgenommen wegen Cataracta congenita. Blutdruckmessungen an 5 aufeinanderfolgenden Tagen zwecks Orientierung und ohne Anwendung von Animasa ergaben einen Druck von 135 bis 140 mm Hg. Am 26. 2. 1922 begannen die Versuche mit dem Präparat, Gabe wie in Tab. VII.

Tabelle X.

Datum der Messung 1922	Systolischer Druck in mm Hg.	Ergebnis
26. 2.	140	Nach Darreichung von 2 Perlen täglich fällt der Druck innerhalb 7 Tagen von 140 auf 125 also um 15 mm.
27. 2.	135	
28. 2.	130	
1. 3.	126	
2. 3.	130	
3. 3.	130	
4. 3.	125	
Perlen ausgesetzt:		
5. 3.	126	Nach Aussetzen der Perlen steigt der Druck innerhalb 4 Tagen von 125 auf 138, d. h. um 13 mm.
6. 3.	130	
7. 3.	136	
8. 3.	138	
13. 3.	140	Nach abermaliger Darreichung von 2 Perlen erfolgt innerhalb 6 Tagen Drucksenkung um 20 mm, von 140 auf 120.
täglich wieder 2 Perlen:		
14. 3.	135	
15. 3.	128	
16. 3.	122	
17. 3.	120	
18. 3. Tag der Entlassung	120	

Die an den vorstehenden Versuchspersonen, Tab. VII bis X, gefundene Größe des systolischen Blutdruckes, unter normalen Verhältnissen und ohne Anwendung von Animasa, stimmt mit den Angaben *Gumprechts* annähernd überein, der für Kinder 100, für Frauen 120 und für Männer 140 mm Hg. fand, während *Hensen* für Kinder 120, für Frauen 130 und für Männer 140 mm Hg. angibt. *Alvarez* gibt für Männer im Alter von 16 bis 40 Jahren einen Mittelwert von 126,5, für das weibliche Geschlecht einen solchen von 115 mm Hg. an. *Kleberger* fand nach sehr zahlreichen Beobachtungen, daß der normale maximale Druck zwischen 110 und 120 mm liegt. Der Wert von 140 mm, der bei dem in der Augenklinik beobachteten Knecht, Tab. X, gefunden wurde, scheint mir für dieses Alter reichlich hoch zu sein und deutet vielleicht schon auf beginnende Veränderungen im Gefäßsystem, obwohl *Kisch* nach seinen über viele Jahre sich erstreckenden Beobachtungen an einem vielgestaltigen Untersuchungsmaterial diesen Wert noch als normal zu betrachten geneigt ist. Nach der Darreichung der Animasaperlen, die gerne genommen wurden und keinerlei unangenehme Nebenwirkungen mit sich brachten, finden wir eine nicht unerhebliche Senkung des Blutdruckes, die, wie Tab. VII und VIII zeigen, nach dem Aussetzen des Präparates längere Zeit anhält, um dann allmählich wieder einem Anstieg Platz zu machen. — Ich wende mich nun zu Beobachtungen an Patienten der hiesigen Klinik für innere Krankheiten[1]). Einige der Patienten wiesen keine Erhöhung des Blutdruckes auf. Andere waren mit Hypertonie infolge von Arteriosklerose und Nierenschäden behaftet. Näheres ergeben die Auszüge aus den Krankenblättern und die Bemerkungen in den Tabellen.

I. Patienten mit normalem Blutdruck.

1. Anni H. aus Butzbach, 15 Jahre. Aufnahme 15. 9. 21. Anamnese: Eltern und Geschwister gesund; im 8. Lebensjahr Schwellung der linksseitigen Halsdrüsen. Exstirpation. Seit Oktober 1920 Husten, der zu leichter Hämoptoe führt; 1/4 Jahr bettlägerig mit öfterem Fieber und Nachtschweißen. Nach Verlassen des Bettes Tuberkulin- und Höhensonnenbehandlung. Später mehrfach anfallsartige Schmerzen in der linken Nierengegend, die sich bis zur Blase erstrecken. Nach jedem der Anfälle, von denen der letzte während des Aufenthaltes in der Klinik erfolgte, trüber wolkiger Urin. Stat. am 6. 10.: Leichte Halsdrüsenschwellung, rechte

---

1) Für die Überlassung des Krankenmaterials bin ich Herrn Geheimrat *Voit* dankbar.

Lungenspitze mit Schallverkürzung und feinblasigem Rasselgeräusch, linke Nierengegend druckempfindlich. Alb., Sacch., Urobilin, Indikan 0. Diagnose: Tb. der linken Lungenspitze und linken Niere. Patientin dient vom 5. 10. bis 12. 11. als Versuchsperson für Animasa.

Tabelle XI.

Datum der Messung 1921	Temperatur		Puls		Blutdruck-Messung in Bettlage mit R. R. 9—10 morg.	Perlendosis	Bemerkungen
	morg.	abends	morg.	abends			
5. 10.	36,6	37,2	76	80	115	2	
6. 10. *	36,5	37,1	88	76	105	2	
7. 10.	36,7	37,1	88	96	105	2	
8. 10.	36,6	36,9	78	82	93	0	Am 9. 11. Zystosko-
9. 10.	36,7	37,1	76	88	—	0	pie; Urin des linken
10. 10.	36,4	37,0	72	88	112	0	Ureters und Sputum
11. 10.	36,7	37,0	76	80	—	0	ohne Tbbaz.-Befund;
12. 10.	36,2	37,0	72	92	118	2	der im hygienischen
13. 10.	36,4	37,4	78	92	—	2	Institut ausgeführte
14. 10.	36,9	37,1	64	92	112	2	Tierversuch war
15. 10.	36,8	36,9	76	80	108	0	negativ.
16. 10.	36,9	37,1	92	96	—	0	
17. 10. *	36,4	37,2	96	92	120	2	Am 16. 11. wurde
18. 10.	36,7	37,5	84	92	118	3	Patient mit subjek-
19. 10. *	36,6	37,2	88	84	97	0	tivem Wohlbefinden
20. 10.	36,7	37,2	82	96	105	0	und 3 kg Gewichts-
21. 10. *	37,0	37,0	80	92	106	0	zunahme, bei unver-
22. 10.	37,0	36,8	88	80	110	0	ändertem Lungenbe-
23. 10.	36,9	37,5	80	96	—	0	fund und noch vor-
24. 10.	36,9	37,1	88	96	115	2	handener Druckemp-
25. 10.	36,4	37,0	92	96	113	2	findlichkeit in der
26. 10. *	36,7	37,1	92	88	112	2	linken Nierengegend
27. 10.	36,5	37,0	76	88	112	2	auf Wunsch entlassen,
28. 10.	36,1	37,0	72	96	103	0	um zu Hause die Be-
29. 10.	36,7	37,0	76	84	114	2	willigung zur Auf-
30. 10.	37,0	37,3	80	96	—	2	nahme in einer Lun-
31. 10. *	36,8	36,6	84	92	110	2	genheilstätte abzu-
1. 11. *	37,0	37,1	92	92	98	0	warten.
2. 11.	37,0	37,4	84	96	106	0	
3. 11.	37,0	37,2	80	88	120	0	
4. 11. *	36,7	37,0	72	72	120	2	
5. 11. *	36,4	36,9	68	64	—	2	
6. 11. *	37,0	37,2	72	68	—	2	
7. 11.	36,4	37,1	64	88	97	0	
8. 11.	36,6	36,8	68	80	103	0	
9. 11.	36,7	37,0	64	80	—	0	
10. 11.	36,6	36,9	68	84	104	0	
11. 11.	36,5	37,0	68	88	104	0	
12. 11.	36,2	36,6	68	88	99	—	

Aus den fünfwöchigen, in Tab. XI verzeichneten Beobachtungen ergibt sich, daß der Blutdruck bei Animasadarreichung im Verlaufe der ersten vier Tage zunächst von 115 auf 105 mm, d. h. um 10 mm zurückgeht, diesen Wert kurze Zeit beibehält und dann um weitere 12 mm sinkt. Nach Aussetzen des Präparates erfolgt in den nächsten 4 Tagen, unter denen an 2 Tagen nicht gemessen werden konnte, Anstieg bis auf 118 mm. Erneuerte Gabe bewirkt Senkung um 10 mm, die aber nach Aussetzen wieder ausgeglichen wird. Darauf mit 2 Perlen geringer, mit 3 Perlen schroffer Rückgang. Bei fünftägigem Aussetzen allmählicher Anstieg von 97 auf 115 mm, dann mit 2 Perlen innerhalb 5 Tagen Rückgang auf 103 mm. Einmaliges Aussetzen des Präparates ergibt wieder Anstieg auf 114 mm; erneuerte Gabe von 2 Perlen bewirkt in 3 Tagen Senkung auf 98 mm. In der Folge steigt der Blutdruck ohne Animasa bis auf 120 mm, sinkt bei täglicher Anwendung von 2 Perlen auf 97 mm und hält sich dann ohne das Präparat bis zum Schluß der Beobachtungen mit einer vorübergehenden Erhöhung auf 104 mm zwischen 97 und 99 mm. — In der Tabelle ist die morgens und abends beobachtete Temperatur und Pulsfrequenz aus dem Krankenblatt absichtlich genau wiedergegeben, um festzustellen, ob sich zwischen Blutdruck und Temperatur bzw. zwischen ersterem und Pulsfrequenz bestimmte Beziehungen ergeben. Es lassen sich jedoch aus den Aufzeichnungen mit Sicherheit solche insofern nicht entnehmen, als der allerdings nur morgens gemessene Blutdruck bald bei geringerer, bald bei größerer morgendlicher bzw. abendlicher Pulsfrequenz höher, bald niedriger ist. Diese Befunde stimmen mit denen *Tavastjernas* (S. 417 ff. u. S. 429) überein. Es können für derartige Verschiedenheiten mancherlei Ursachen in Frage kommen, auf die hier jedoch nicht näher eingegangen werden kann. Leider wurden bei den Beobachtungen an gesunden Personen in der Augenklinik Temperatur und Puls nicht bestimmt. Es läßt sich daher nicht sagen, wie sich bei diesen Personen die Pulsfrequenz bei der Herabsetzung des Blutdruckes durch Animasa verhielt[1]). Auch *Taenzers* Beobachtungen am Pferd und Hund geben über ein gesetzmäßiges Verhalten zwischen der Pulsfrequenz und dem Blutdruck in unbeeinflußten bzw. durch Animasa veränderten Zustand desselben keine sicheren

[1]) Man vergl. die dynamischen Pulsuntersuchungen von *A. Hotz* im Jahrb. für Kinderheilk. Bd. 81 und 1916, Bd. 84, S. 407.

Anhaltspunkte. Denn obwohl öfters bei Senkung des Blutdruckes verminderte, bei Steigerung desselben vermehrte Pulsfrequenz auftritt, finden sich in den Tab. I bis VI doch auch Ausnahmen von diesem Verhalten. Nur von einer über lange Zeiträume fortgesetzten Beobachtung unter Berücksichtigung aller physischen und psychischen Faktoren dürften in dieser Hinsicht genaue Aufschlüsse zu erwarten sein. Ebensowenig wie zwischen Blutdruck und Puls ergeben sich zwischen Blutdruck und Temperatur bestimmte Beziehungen aus den Aufzeichnungen in Tabelle I bis VI und XI. Dagegen werden die Angaben der physiologischen Literatur, daß mit Schwankungen der normalen Körpertemperatur auch solche der Pulsfrequenz in der Weise verbunden sind, daß eine Zunahme der Frequenz mit Erhöhung, eine Abnahme mit Erniedrigung der Temperatur eintritt, durch die Mehrzahl der Aufzeichnungen in Tabelle XI bestätigt. Allerdings gibt es auch hier Ausnahmen — unter 39 Angaben 10 — wie die mit einem * bezeichneten Tagesdaten zeigen. Viele solche Ausnahmen finden sich auch in Tabelle I bis VI. Es sind also auch hier zweifelsohne noch andere Faktoren im Spiel.

2. Anna F. aus Ems, 25 Jahre, Beruf: Stütze. Aufnahme 13. 9. 21. Anamnese: Vater, von Beruf Bergmann, gestorben mit 48 Jahren, angeblich an Asthma; Mutter, nach Typhus oft Kopfschmerzen; Geschwister gesund. Patientin hat als Kind Masern, Scharlach und Diphtherie gehabt. 9. 8. 21 krampfhafte Schmerzen in der linken Seite. Krankenhausbehandlung (Eisblase) in Ems. 23. 8. 21 heftiger Durchfall von viertägiger Dauer. Fieber 41,2 nur am 1. Tag. Am 1. 9. Aufnahme der Beschäftigung als Stütze. Anhaltende Müdigkeit, Wadenschmerzen und Kribbeln in den Beinen erlauben nur leichte Arbeit. 7. 9. 21 erneuerte heftige Schmerzen in der linken Seite. Status am 13. 9. 21: Ernährungszustand befriedigend, Gesichtshaut und sichtbare Schleimhäute mangelhaft durchblutet, im übrigen o. B. Diagnose: Nephrolithiasis (?) 15. 9. 21. Röntgendurchleuchtung der Lungen o. B. 19. 9. 21 erneuerte heftige Schmerzen in der linken Seite. Urin: Alb. schwach +, Zystoskopie: Sedim. des linken und rechten Ureterurins vereinzelte Leukozyten. 24. 9. 21 Gynäkol. Untersuchung in der Frauenklinik o. B.; linke Seite schmerzfrei. 27. 9. 21 Stuhl: Blut +; Röntgenaufnahme des Magens o. B.; 29. und 30. 9. Stuhl: Blut –, Urin: Alb. –. 2. 10. 21 Patientin ohne alle Beschwerden, wird als geheilt entlassen. Sie diente nur vom 27. 9. bis 2. 10. als Versuchsperson für Animasa s. Tab. XII.

Ergebnis: Deutliche Herabsetzung des Blutdruckes durch Anamasa im Verlaufe von 4 Tagen und nachhaltige Wirkung des ausgesetzten Präparates während weiterer 2 Tage. Über Temperatur und Puls ist das zu Tab. XI Gesagte zu vergleichen.

Tabelle XII.

Datum der Messung 1921	Temperatur		Puls		Blutdruck-Messung in Bettlage mit R. R. 9—10 morgens	Perlendosis
	morgens	abends	morgens	abends		
27. 9. *	36,6	36,3	64	72	115	2
28. 9.	36,0	36,0	88	88	110	2
29. 9. *	36,0	36,1	88	68	105	2
30. 9. *	36,1	36,2	88	72	103	2
1. 10.	36,2	36,5	60	64	95	0
1. 10. nachm.	—	—	—	—	94	0

3. Anna L. aus Freudenberg, 32 Jahre, Beruf: Dienstmädchen. Aufnahme 16. 9. 21. Vorgeschichte ohne Belang. Stat. präs. Klagen: Seit längerer Zeit Schmerzen im Leib, öfters Erbrechen schleimiger Massen nach den Mahlzeiten, Stuhlgang unregelmäßig, tagelang aussetzend, Appetitmangel, Kopfschmerzen, Abgespanntheit. Befund: Blasse Gesichtsfarbe, sichtbare Schleimhäute mäßig durchblutet, Zunge gelblich belegt, Abdomen rechtseitig in der Nähe des Nabels druckempfindlich. Diagnose: Nervöse Dyspepsie. Patientin dient vom 27. 9. bis 17. 10. als Versuchsperson für Animasa.

Tab. XIII.

Datum der Messung 1921	Temperatur		Puls		Blutdruck-Messung in Bettlage mit R. R. 9—10 morg.	Perlendosis	Bemerkungen
	morg.	abends	morg.	abends			
27. 9.	36,1	36,6	60	68	115	2	Nachdem sich vom 13. 10 an regelmäßiger Stuhlgang einstellte, keine Druckempfindlichkeit des Abdomens mehr bestand, Zunge frei von Belag und guter Appetit vorhanden war, wurde Patientin als geheilt und arbeitsfähig mit Diätvorschrift u. Verordnung von Liq. ferri oxydat. arsenicosi am 17. 10. entlassen. Der Puls war während der ganzen Zeit der Messungen an der Radialis äußerst schwer fühlbar u. wurde daher an den meisten Tagen auskultatorisch an der Brachialis durch Herrn Dr. *Moos* genommen, der über ein besonders scharf. Gehör verfügt.
28. 9. *	36,6	37,0	80	72	112	2	
29. 9. *	36,0	36,4	92	72	112	2	
30. 9. *	36,8	36,9	84	68	106	2	
1. 10.	36,5	36,0	80	64	106	2	
2. 10.	36,2	37,0	60	72	100	0	
3. 10.	36,7	37,0	64	68	—	0	
4. 10. *	36,8	37,0	60	60	101	0	
5. 10.	36,4	37,0	68	72	102	2	
6. 10.	36,6	36,8	64	76	95	0	
7. 10. *	37,0	36,9	64	76	95	0	
8. 10. *	36,7	36,3	64	68	95	0	
9. 10.	36,3	36,3	60	60	—	0	
10. 10. *	36,7	36,6	60	60	115	2	
11. 10. *	36,2	36,4	56	56	110	2	
12. 10.	36,0	36,7	60	68	106	2	
13. 10.	36,4	36,9	64	68	—	2	
14. 10.	36,0	36,6	60	64	106	2	
15. 10.	36,2	36,9	60	72	98	0	
16. 10.	36,1	36,2	60	68	108	0	
17. 10.	36,1	—	68	—	112	—	

Ergebnis: Bei täglicher Verabreichung von 2 Perlen Animasa erfolgt Senkung des Blutdruckes innerhalb 6 Tagen von 115 auf 100 mm. Bei dreitägigem Aussetzen geringe Erhebung auf 102 mm. 2 Perlen bewirken wieder Senkung des Druckes auf 95 mm. Dieser Wert bleibt nach Aussetzen des Präparates 3 Tage konstant. 5 Tage später beträgt der Druck wieder 115 mm, sinkt dann bei weiterer Verabreichung in 6 Tagen auf 98 mm und steigt nach dem Aussetzen in 2 Tagen auf 112 mm. Über Temperatur und Puls ist das zu Tab. XI Gesagte zu vergleichen.

II. Patienten mit Hypertonie.

1. Anna E. aus Rodheim, 65 Jahre, Tagelöhnersfrau. Aufnahme 26. 9. 21. Seit 1912 öfters Druck in der Magengegend, seit Juni 1921 häufig starke Magenschmerzen nach beiden Seiten ausstrahlend, meistens 1 Stunde vor dem Essen, nach Speiseaufnahme Besserung. Sonstige Vorgeschichte ohne Belang. Stat. präs. Reduzierter Ernährungszustand, am Abdomen Druckschmerz oberhalb des Nabels. Mit Röntgen ergibt sich tiefstehender, schlaffer Magen und Tumor unter der Leber, der auch fühlbar ist. Puls stark gespannt. R. R. 150; im übrigen ohne besonderen Befund. Diagnose: Lebertumor und Arteriosklerose. Patientin dient vom 27. 9. bis 17. 10 als Versuchsperson für Animasa, s. Tab. XIV.

Tabelle XIV.

Datum der Messung 1921	Temperatur morg.	Temperatur abends	Puls morg.	Puls abends	Blutdruck-Messung in Bettlage mit R. R. 9—10 morg.	Perlendosis	Bemerkungen
27. 9. *	36,4	36,6	80	72	152	2	Urin: Alb. meist + am 8. 10. Zystoskopie, Ureterurin rechts außer Epithelzellen und Leukozyten vereinzelte hyaline und granulierte Zylinder, links nur einzelne Epithelzellen. Patientin wird am 18. 10. mit unverändertem Tumor und Gewichtsverlust von 2,5 kg entlassen.
28. 9.	36,7	36,0	88	80	152	2	
29. 9.	36,4	36,0	88	80	147	2	
30. 9.	36,1	36,8	76	84	143	2	
1. 10. *	36,0	36,2	84	80	143	2	
2. 10. *	36,2	36,5	88	84	—	2	
3. 10.	36,8	36,4	84	80	140	2	
4. 10.	36,2	36,5	72	76	138	2	
5. 10. *	36,6	36 5	80	84	132	2	
6. 10.	36,3	36,5	76	80	126	2	
7. 10.	36,6	36,7	80	84	126	2	
8. 10.	36,4	36,7	80	84	125	2	
9. 10. *	36,6	36,5	76	80	—	2	
10. 10.	36,3	36,5	72	84	120	2	
11. 10. *	36,9	36,8	84	88	120	2	
12. 10.	36,2	36,9	76	84	120	2	
13. 10.	36,9	36,6	88	84	—	2	
14. 10.	36,9	36,9	84	84	120	0	
15. 10. *	36,7	37,0	88	84	120	0	
16. 10. *	36,4	37,6	80	80	120	0	
17. 10.	36,4	36,8	72	88	120	—	

Ergebnis: Bei der vorstehenden, mit Arteriosklerose und Hypertonie behafteten Patientin gelingt es durch tägliche Gabe von 2 Perlen Animasa in 17 Tagen den Blutdruck ohne Schwankungen von 152 mm auf 120 mm herabzusetzen und ihn ohne Animasa 4 Tage auf diesem Wert zu halten. Hier liegt demnach eine deutliche Verminderung der Hypertonie um 30 mm Hg. vor. — Über Temperatur und Puls ist das zu Tab. XI Gesagte zu vergleichen.

2. Gustav St. aus Gießen, 68 Jahre. Beruf: folgeweise Bierfuhrmann, Rollfuhrmann, Hausdiener, hat in ersteren Eigenschaften viel mit schweren Kisten und Fässern hantiert. Wurde zum erstenmal am 5. 4. 1918 in die Klinik aufgenommen. Damaliger Befund: Herzaktion unregelmäßig, Extrasystolen nach geringster Anstrengung, 2. Aortenton stark akzentuiert, Puls gespannt, inäqual, Arterien rigid und geschlängelt. R. R. 150 mm. Quälender Husten mit schleimig-eiterigem Auswurf. Lunge rechts verkürzter Schall, feuchte mittelblasige Rhonchi. Urin: Alb. +. Diagnose: Myodegeneratio cordis, Arteriosklerose. Therapie: Kal. jodat., Codeïn, Digitalis. Patient wurde 30. 5. 1918 mit subjektivem Wohlbefinden und gebessertem Husten, aber sonst unveränderten Befunden entlassen. — Wiederaufnahme in die Klinik 15. 4. 1919. Außer den gleichen Befunden noch Ohrensausen und anhaltender Kopfdruck. R. R. 180 mm. Gleiche Diagnose, gleiche Therapie. Patient wurde am 17. 5. 1919 mit 50% Erwerbsfähigkeitsbeeinträchtigung entlassen. Wiederaufnahme in die Klinik 27. 7. 1920. Außer den gleichen Befunden noch rechtseitig starke Gehörsbeeinträchtigung, Stiche in der Herzgegend, Herzaktion sehr unregelmäßig, Arterien stark rigid und geschlängelt, anhaltender Kopfschmerz, Schmerzen im rechten Auge; Befund

Tabelle XV.

Datum der Messung 1921	Temperatur		Puls		Blutdruck-Messung in Bettlage mit R. R. 9—10 morg.	Perlen-dosis	Bemerkungen
	morg.	abends	morg.	abends			
30. 9. *	36,0	36,4	76	56	155	2	Aderlaß.
1. 10.	36,0	36,7	56	72	147	2	
2. 10.	36,1	37,0	80	84	—	0	Aderlaß.
3. 10.	36,9	37,2	80	84	155	0	Sehr unruhig.
4. 10. *	36,4	36,9	88	88	170	2	
5. 10.	37,2	36,5	88	76	170	3	
6. 10.	36,8	37,2	84	88	156	3	
7. 10.	36,2	36,9	72	84	154	3	
8. 10. *	36,0	36,9	88	84	—	3	
9. 10. *	36,3	36,6	80	80	152	3	
10. 10.	35,9	36,4	80	88	150	3	Patient fühlt sich besser, ist stundenweise außer Bett. (10. 10.–17. 10.)
11. 10.	36,1	36,6	88	96	—	3	
12. 10.	36,3	36,7	68	88	149	3	
13. 10.	36,2	36,5	68	88	—	3	
14. 10.	36,2	36,5	84	76	145	3	
15. 10.	36,1	36,6	80	72	142	3	
16. 10. *	36,1	36,7	88	84	—	3	
17. 10.	36,0	36,6	68	80	140	3	
18. 10.	36,0	36,4	76	88	136	0	

Tabelle XV (Fortsetzung).

Datum der Messung 1921	Temperatur		Puls		Blutdruck-Messung in Bettlage mit R. R. 9—10 morg.	Perlendosis	Bemerkungen
	morg.	abends	morg.	abends			
19. 10.	36,2	36,9	68	76	148	0	
20. 10.	36,0	36,6	80	76	148	0	
21. 10.	36,1	36,3	80	88	148	0	Patient klagt wieder über starke Kopfschmerzen.
22. 10.	35,8	36,6	72	88	148	3	
23. 10.	36,3	36,3	84	84	147	3	
24. 10.	35,9	36,4	76	92	145	3	
25. 10.	36,2	36,3	84	76	139	3	Keine Kopfschmerzen mehr, Patient fühlt sich langsam besser.
26. 10.	36,0	36,6	72	84	134	3	
27. 10. *	36,3	36,2	80	92	134	3	
28. 10.	36,0	36,6	76	96	130	3	
29. 10.	36,4	36,6	84	88	128	3	
30. 10. *	36,2	36,2	88	76	127	3	
31. 10.	36,3	36,3	88	88	125	3	Weitere Besserung des subjektiven Befindens.
1. 11. *	36,1	36,2	88	88	125	3	
2. 11.	36,2	36,6	80	84	125	0	
3. 11.	36,3	36,4	80	92	136	0	Albumin +. Patient fühlt sich relativ wohl.
4. 11.	36,3	36,4	76	80	136	0	
5. 11.	36,1	36,4	72	92	—	0	
6. 11 *	36,3	36,6	80	80	—	0	
7. 11.	36,3	36,6	68	84	136	0	
8. 11.	36,4	37,0	72	80	135	0	
9. 11.	36,2	36,4	64	68	136	0	Klagen über Schwerhörigkeit. Befund in der Ohrenklinik: Einziehung beider Trommelfelle.
10. 11. *	36,6	36,2	60	64	136	0	
11. 11.	36,2	36,4	56	64	140	0	
12. 11.	36,2	36,9	64	72	137	0	
13. 11.	36,6	36,9	88	92	—	0	
14. 11.	36,4	36,5	68	80	—	0	
15. 11.	36,5	36,6	68	80	—	0	Albumin –.
16. 11. *	36,0	36,0	76	92	138	0	Patient fühlt sich leidlich wohl.
17. 11.	36,0	37,9	68	80	138	0	
18. 11. *	36,9	37,4	80	80	140	0	
19. 11. *	36,8	36,8	84	76	142	0	
20. 11.	36,3	36,7	64	80	150	0	
21. 11.	36,2	36,4	72	80	150	0	Patient klagt wieder über Zunahme der Kopfschmerzen. Objektiver Befund unverändert.
22. 11.	36,1	36,8	64	92	152	0	
23. 11.	36,0	36,2	64	80	153	0	
24. 11.	36,0	36,6	64	88	155	0	
25. 11.	36,0	—	80	88	155	0	
26. 11. *	36,9	36,7	68	84	155	0	
27. 11. *	36,0	36,9	92	92	—	0	Patient fühlt sich etwas besser.
28. 11.	36,4	36,9	64	84	152	0	
29. 11.	36,1	36,6	60	88	152	0	
30. 11.	36,0	36,4	60	84	152	—	

in der Augenklinik: Arteriosklerotische Veränderungen der Chorioideagefäße; Atemnot und Hustenreiz. Gleiche Diagnose und Therapie wie früher. Patient wird 18. 9. 1920 mit gebessertem subjektiven Befinden entlassen. — Wiederaufnahme in die Klinik 3. 1. 1921. Gleiche Befunde wie früher in verstärktem Maße. Besondere Klagen: Herzbeklemmungen. Diagnose: Coronarsklerose und partielle Neubildungen im Herzmuskel. Therapie: Jodipin. Patient wird 3. 2. 1921 entlassen. Besserung nicht eingetreten, auch nicht zu erhoffen. Wiederaufnahme in die Klinik 29. 9. 1921. Gleiche Beschwerden, dazu starke Kopfschmerzen. Schwindelgefühl, Ohrensausen. Befunde und Diagnose wie früher. Patient dient vom 30. 9. 21 bis 30. 11. 21 als Versuchsperson für Animasa.

Bei dem mit schwerer Arteriosklerose behafteten St. (Tabelle XV) steht die Entstehung des Leidens wohl zweifellos in direktem, hygienisch beachtenswertem Zusammenhange mit den starken körperlichen Anstrengungen, denen der Betreffende als Bier- und Rollfuhrmann jahrelang ausgesetzt war. Daß die Beschäftigung als Bierfuhrmann auch mit reichlichem Genuß von Alkohol verbunden war, geht aus den mir gemachten Angaben hervor. Die Ergebnisse aus den achtwöchigen Beobachtungen über die Beziehungen zwischen Blutdruck und Animasa sind folgende: Bei einer Dosis von 2 Perlen und gleichzeitigem Aderlaß fällt der Blutdruck des Patienten um 8 mm, erhebt sich aber nach Aussetzen des Präparates trotz eines 2. Aderlasses sofort wieder und zwar um 15 mm über den Anfangswert. Mit 3 Perlen Animasa sinkt der Druck dann sogleich von 170 auf 156 mm und geht bei fortgesetzter Anwendung der gleichen Dosis im Laufe von 13 Tagen, bei gleichzeitiger Verbesserung des Befindens auf 136 mm zurück. Beim Aussetzen des Präparates behält der Blutdruck nach Anstieg auf 148 mm 4 Tage diesen Wert. Da Patient wieder über starke Kopfschmerzen klagt, wird aufs neue Animasa gereicht, wodurch der Blutdruck mit zunehmender Besserung des Befindens in 12 Tagen bis auf 125 mm sinkt. Nun wird das Präparat völlig ausgesetzt. Dadurch steigt zwar der Druck zunächst wieder auf 136 mm, hält sich dann aber, mit geringen Schwankungen unter leidlichem Wohlbefinden, 17 Tage lang auf annähernd gleicher Höhe. Es scheint demnach das Präparat eine nachhaltige Wirkung ausüben zu können. In den letzten 10 Beobachtungstagen beträgt der Blutdruck im Mittel 153, wobei sich der Patient anfangs etwas schlechter, beim Austritt aus der Klinik besser fühlt. Der Austritt erfolgte am 1. 12. 21.

Geregelte Beziehungen zwischen Blutdruck und Puls bestehen auch bei diesem Patienten nicht. An Tagen wie z. B. 29. 10. bis 2. 11. mit niedrigstem Blutdruck ist die Pulsfrequenz, abgesehen vom Abendpuls am 30. 10., morgens und abends zwar annähernd die gleiche, aber keineswegs am niedrigsten, sondern es gibt niedrigere Pulszahlen bei höherem Blutdruck, z. B. am 7. und 9. 10. sowie am 23. und 26. 11. und manche andere Unregelmäßigkeiten. Dagegen finden sich unter 62 Aufzeichnungen nur 15 (mit * bezeichnet), bei denen mit einer höheren Temperatur die gleiche oder eine geringere, bzw. mit niedrigerer oder gleicher Temperatur eine höhere bzw. gleiche Pulsfrequenz verbunden ist.

Nach Entlassung aus der Klinik versuchte Patient zu arbeiten. Alsbald stellten sich aber die alten Beschwerden wieder ein, so daß er sich zu Hause öfters zu Bett legen mußte. Mit Klagen über Mattigkeit, Augenflimmern und Schwindelgefühl wurde er am 22. 12. 21 zum sechstenmal in die Klinik aufgenommen jedoch mit Animasa nicht mehr behandelt, da keine Aussicht auf Besserung bestand. Am 2. 1. 22 stellten sich hypochondrisch-depressive Symptome, innere Unruhe, Herzangst und Beklemmungen ein. Bei Gehversuchen starkes Schwindelgefühl und Zittern am ganzen Körper. Da sich auch Mangel an Merk- und Urteilsfähigkeit in auffallendem Grade bemerkbar machte, wurde Patient am 4. 1. 22 der hiesigen psychiatrischen Klinik überwiesen. Dort habe ich ihn nicht weiter verfolgt, entnehme aber aus dem Krankenblatt folgendes: Patient kann nur mit Unterstützung gehen. Die dem Krankenblatt beigefügte Namenschriftprobe deutet auf hochgradigen Tremor. Puls hart, gespannt, aussetzend, 80 Schläge, Arterienrohre perlschnurartig, R. R. 190 mm. Am 6. 1. 22 Patient klagt über Frostgefühl und große Mattigkeit. 12. 1. 22 Patient spricht unbeholfen, liegt immer zu Bett. 25. 1. 22 Druck und Stechen im Kopfe, Gefühl als wolle der Kopf platzen, beim Versuch sich aufzurichten Schwindel und Doppelsehen. 28. 1. 22 Patient ist noch geordnet, Gedankengang aber sehr verlangsamt. 29. 1. 22 Ödeme in beiden Beinen, R. R. 200 mm. Am 3. 2. 22 bei vollem Bewußtsein klonische Zuckungen der Extremitäten, der Anfall dauert jeweils 10 Minuten. Hochgradige Tachykardie. 8. 2. 22 Befund unverändert, Patient wird dem Siechenhaus überwiesen.

3. Heinrich M. aus Gießen, 53 Jahre, Beruf: Schneider, war vom 12. 5. 21 bis 30. 6. 21 wegen Nierensklerose bereits in der Klinik und wurde als gebessert entlassen. Am 22. 10. 21 Neuaufnahme. Stat. präs.: Am Thorax beiderseits Dämpfungsbezirk (Grocco-*Rauchfuß*), Stimmfremitus abgeschwächt. Atmungsgeräusch an der Grenze des Dämpfungsbezirkes unscharf, zum Teil mittelgroßblasiges Rasseln. Herzspitzenstoß verbreitert, 2. Aortenton stark akzentuiert, Pulsfrequenz 100, Karotiden pulsierend. Radialis beiderseits geschlängelt. Leber überragt rechten Rippenbogen um 4 cm, hat harte Konsistenz. Patient muß häufig urinieren. Alb. +, Indikan +, Sediment: Erythrozyten, Leukozyten, Granulierte Zylinder. Extremitäten: beiderseits leichte Ödeme. Blutdruck 198 mm Hg. Diagnose: Arteriosklerose und Glomerulonephritis. Patient dient vom 25. 10. bis 14. 11. 21 (Tab. XVI) als Versuchsperson für Animasa. Während der ganzen Versuchszeit bleibt Albuminmenge im Urin unverändert, ebenso der Gehalt an granulierten Zylindern. (Siehe Tab. XVI.)

Auch bei diesem mit Nierenschädigung und Arteriosklerose behafteten Patienten gelingt es mittels Tagesdosis von 3 Perlen Animasa die Hypertonie von 210 mm derartig zu vermindern, daß der Druck nach dem Absinken auf 186 mm auch ohne das Präparat 9 Tage lang im Mittel 188 mm nicht übersteigt, um dann bei abermaliger Darreichung auf 156 mm herunterzugehen. — Über Temperatur und Puls ist das zu Tab. XI Gesagte zu vergleichen. Am 15. 11. 21 hat Patient keinerlei Beschwerden und bittet aufstehen zu dürfen, was abgeschlagen wird. Abends 9 Uhr 30 Min. plötzlich urämischer Anfall von 15 Minuten Dauer. Aderlaß. Um 10 Uhr 11 Min. abends wiederholt sich der Anfall, erneuerter Aderlaß. Um Mitternacht erneuerte Anfälle, 1 Uhr 10 Min. Exitus. Obduktionsbefund im pathologischen Institut: hochgradige Schrumpfniere auf arteriosklerotischer Basis; im Anfangsteil der Aorta streifige Intimaverfettung, im Bauchteil in knotige Verdickungen über-

Tabelle XVI.

Datum der Messung 1921	Temperatur morg.	Temperatur abends	Puls morg.	Puls abends	Blutdruck-Messung in Bettlage mit R. R. 9—10 morg.	Perlen-dosis	Bemerkungen
25. 10.	36,0	36,4	96	96	210	3	Aderlaß.
26. 10.	36,0	37,0	84	88	205	3	Pleurapunktion.
27. 10. *	35,9	37,2	88	88	207	3	
28. 10.	36,0	36,8	88	96	197	3	
29. 10.	36,2	36,8	84	96	194	3	
30. 10.	36,3	36,7	88	96	192	3	Schlaflosigkeit und Aufgeregtheit; Medinal 0,5.
31. 10.	36,7	36,5	92	88	188	3	
1. 11. *	36,0	36,6	88	80	186	3	Aderlaß, 1 Spritze Morphium.
2. 11.	36,1	36,6	76	92	186	0	Befund in d. Augenklinik: Retinitis albuminurica.
3. 11.	36,3	36,6	84	88	188	0	
4. 11.	36,8	36,9	84	96	189	0	Klin. Vorstellung in der Vorlesung.
5. 11.	36,8	36,9	96	100	190	0	
6. 11.	36,0	36,5	80	84	—	0	
7. 11. *	36,3	36,5	88	64	187	0	Pleurapunktion.
8. 11.	36,2	36,8	64	88	187	0	
9. 11.	36,0	36,2	76	80	187	—	Patient erhält aus Versehen statt Animasa Zystopurin.
10. 11. *	36,1	36,4	76	72	187	—	
11. 11.	36,2	37,0	76	84	160	3	Patient fühlt sich relativ wohl und bittet um baldige Entlassung.
12. 11.	36,6	36,9	80	84	159	3	
13. 11. *	36,6	36,4	68	80	156	3	
14. 11.	36,1	36,8	76	88	156	0	
15. 11.	36,3	36,5	68	84	—	—	

gehend, Pulmonalis ebenfalls mit starken sklerotischen Veränderungen. Herz: starke Hypertrophie das l. V., offenes Foramen ovale, im übrigen Hydrothorax rechts, leichter Ascites, starke Anthrakosis der Lungen und Bronchiallymphdrüsen.

4. Wilh. B. aus Wied (Westerwald), 25 Jahre, Beruf: Arbeiter. Aufgenommen 10. 10. 1921. Vorgeschichte: 1915 Behandlung auf Anämie, 1916 Eintritt ins Heer, dort Erkrankung an „allgemeiner Schwäche", Behandlung in Bad Orb, dann wieder im Felde; Blinddarmentzündung ohne Operation, 1918 Malaria, 1920 Masern, 1921 Februar bis März Nierenentzündung, 1921 August Blinddarmreizung, Operation; September abermalige Behandlung wegen Nierenentzündung, deswegen in die Klinik eingeliefert. Stat. präs.: Alle Organe ohne Befund, Reflexe normal, Radialispuls beiderseits etwas gespannt, schlecht unterdrückbar. Blutdruck: 150 mm Hg. Alb. +, Zylinder –, mäßig Leukozyten und Oxalat. Diagnose: Glomerulonephritis 1. Stadium. 14. 10. 21 Ergebnis des Wasserversuches schlecht,

Diureseanstieg fehlt völlig. Konzentrationsversuch an der unteren Grenze der Norm. Bettruhe und Beobachtung. Patient dient vom 16. bis 21. 21 als Versuchsperson für Animasa. (Tab. XVII.)

Tab. XVII.

Datum der Messung 1921	Temperatur morg.	Temperatur abends	Puls morg.	Puls abends	Blutdruck-Messung in Bettlage mit R. R. 9—10 morg.	Perlendosis	Bemerkungen
16. 10.	36,5	36,7	68	76	150	3	Reststickstoff 35,1 mg.
17. 10. *	36,9	36,7	68	76	140	3	Alb. +.
18. 10. *	36,7	36,3	80	80	132	2	Alb. –.
19. 10.	36,4	36,2	84	76	130	2	Alb. –.
20. 10. *	36,5	36,5	72	76	125	2	Alb. +.
21. 10.	36,5	—	68	—	122	—	Patient fühlt sich wohl, wird auf Wunsch ungeheilt entlassen.

Ergebnis: Blutdrucksenkung in 5 Tagen 28 mm. Über Temperatur und Puls ist das zu Tab. XI Gesagte zu vergleichen.

5. Rob. U. aus Höhn (Westerwald), 21 Jahre, Beruf: Elektrotechniker. Aufgenommen 13. 10. 1921. Vorgeschichte: War stets gesund, vor kurzem wurde bei Gelegenheit einer ärztlichen Untersuchung zwecks Aufnahme in eine Lebensversicherung und am 10. 10. zwecks Ablegung einer Prüfung als Kraftwagenführer Nierenentzündung festgestellt. Deswegen Überweisung in die medizinische Klinik Gießen. Stat. präs.: Alle Organe o. B. Reflexe normal. Radialispuls beiderseits gespannt, schlecht unterdrückbar. Blutdruck 152 mm Hg. Alb. stark +, Zylinder –, Sediment: Reichlich Erythrozyten, mäßig Leukozyten. Diagnose: Glomerulonephritis 1. Stadium. Verordnung: Bettruhe. Patient diente vom 16. 10. bis 22. 10. als Versuchsperson für Animasa. (Tab. XVIII.)

Tabelle XVIII.

Datum der Messung 1921	Temperatur morg.	Temperatur abends	Puls morg.	Puls abends	Blutdruck-Messung in Bettlage mit R. R. 9—10 morg.	Perlendosis	Bemerkungen
16. 10.	36,0	36,9	76	92	152	3	Reststickstoff 39,9 mg.
17. 10. *	36,4	36,9	84	76	145	3	Wasserversuch mit anschließendem Konzentrationsversuch noch befriedigend.
18. 10.	36,4	37,2	76	80	145	3	
19. 10.	36,0	36,9	80	84	135	2	
20. 10. *	36,1	36,9	76	76	128	2	Alb. +, mäßig.
21. 10. *	36,0	36,0	72	84	126	2	Verlangen nach mehr Perlen, die ihm nach Aussage guttun.
22. 10.	35,9	—	76	—	123	—	

Ergebnis: Patient wird nach einer Blutdruckverminderung um 29 mm und im Gefühl des Wohlbefindens auf Wunsch, aber gegen ärztlichen Rat am 22. 10. 21 entlassen. Über Temperatur und Puls ist das zu Tab. XI Gesagte zu vergleichen.

6. Karl H. aus Schwalbach b. Wetzlar, 26 Jahre, Beruf: Zimmermann. Aufgenommen 12. 10. 21. Vorgeschichte: Als Kind angeblich Diphtherie, sonst nie krank gewesen. Mai 1915 bis November 1918 im Felde, dort nie krank gewesen, auch nicht verwundet. Im September 1921 angeblich Halsentzündung, wobei Stimme 4 Wochen tonlos war. Arbeit nicht ausgesetzt. Patient gibt noch an, daß er nachts oft schwitzt und öfters urinieren muß. Behandelnder Arzt stellte Nierenentzündung fest, deswegen Überweisung in die medizinische Klinik. Stat. präs.: Alle Organe, o. B. Reflexe normal. Puls klein, weich, leicht unterdrückbar. Alb. +, Sediment: reichlich Erythrozyten, wenig Leukozyten, spärliche Epithelien, granulierte und hyaline Zylinder. Diagnose: Glomerulonephritis 1. bis 2. Stadium. Verordnung: Bettruhe. Patient dient vom 12. 10. bis 21. 10. als Versuchsperson für Animasa. (Tab. XIX.)

Tabelle XIX.

Datum der Messung 1921	Temperatur		Puls		Blutdruck-Messung in Bettlage mit R. R. 9—10 morg.	Perlendosis	Bemerkungen
	morg.	abends	morg.	abends			
12. 10.	—	37,0	—	84	156	3	
13. 10.	36,0	37,0	68	80	147	3	Wassermann —
14. 10.	36,0	36,5	60	64	140	3	
15. 10. *	36,0	36,0	60	72	130	3	Reststickst. 27,66 mg.
16. 10.	36,0	36,7	60	84	127	3	
17. 10.	36,0	36,7	60	88	125	3	Wasserversuch: Verzögerte Ausscheidung.
18. 10.	36,0	36,4	60	76	125	3	Konzentrationsversuch deutet auf beginnende Funktionsstörung der Niere.
19. 10.	35,8	36,8	64	72	123	3	
20. 10.	36,0	36,4	60	72	123	3	Alb. +. Verminderte Zahl der Erythrozyten; Leukozyten und Zylinder.
21. 10.	36,0	—	68	—	120	—	

Ergebnis: Patient wird nach einer Blutdruckverminderung um 36 mm und im Gefühl des Wohlbefindens auf Wunsch, aber gegen ärztlichen Rat, am 21. 10. 21 entlassen. Über Temperatur und Puls ist das zu Tab. XI Gesagte zu vergleichen.

7. Jakob R. aus Heuchelheim, Kreis Limburg, 36 Jahre. Beruf: Früher Maurer, jetzt Landwirt. Als Kind und später immer gesund. Kam 1915 ins Feld. März 1915 linkseitiger Brustschuß; $^1/_4$ Jahr Lazarett.

Patient fühlte sich von da ab stets schlapp, von Zeit zu Zeit starke Kopfschmerzen. Ärztlich mehrfach nachuntersucht, aus unbekannten Ursachen vom Kriegsdienst zurückgestellt. Seit 1918 vermehrte Kopfschmerzen und bei jeder Anstrengung Schmerzen in der Gegend beider Nieren. Häufiges Urinieren. Militärärztliche Untersuchung ohne Befund (Urin und Blutdruck wurden nicht untersucht). August 1920 Überweisung in die Gießener Klinik zur Begutachtung. Diagnose: Nierenentzündung. Aufenthalt in der Klinik vom 9. 1. bis 19. 4. 21. Nach Entlassung Schmerzen in der Nierengegend weggeblieben, dagegen Zunahme der Kopfschmerzen, namentlich morgens mit Übelkeit und Erbrechen. Patient trinkt niemals Alkohol. Klage über Verschlechterung des Sehvermögens mit linkem Auge. — Wiederaufnahme in die Klinik 25. 11. 21. Stat. präs.: Eigentümlicher Foetor ex ore; Herz auskultatorisch systolisches musikalisches Geräusch, 2. Aortenton etwas akzentuiert. Urin: Alb. +, Indikan +, Sediment reichlich Erythrozyten, mäßig Leukozyten, einzelne granulierte Zylinder. Puls gespannt, Tremor der Hände. Untersuchungsergebnis in der Augenklinik: Beginnende Neuroretinitis albuminurica. Im übrigen Organe ohne nennenswerten Befund. Diagnose: Glomerulonephritis 2. Stadium. Patient dient vom 30. 11. bis 14. 12. als Versuchsperson für Animasa s. Tab. XX.

Tabelle XX.

Datum der Messung 1921	Temperatur morg.	Temperatur abends	Puls morg.	Puls abends	Blutdruck-Messung in Bettlage mit R. R. 9—10 morg.	Perlendosis	Bemerkungen
30. 11. *	36,7	36,5	88	88	238	3	Klagen üb. zeitweise plötzlich auftretende Kopfschmerzen.
1. 12.	35,9	36,8	76	80	225	3	
2. 12. *	36,1	37,2	84	84	216	3	
3. 12. *	36,5	36,4	88	92	216	4	Patient fühlt sich wohler.
4. 12. *	35,9	36,4	84	84	216	4	
5. 12.	36,6	36,6	88	88	—	4	
6. 12.	35,7	36,3	88	92	212	4	Keine Kopfschmerzen mehr; Urin: Alb. +, keine Zylinder.
7. 12.	36,2	37,1	80	88	210	6	
8. 12. *	36,3	36,0	76	80	212	6	
9. 12. *	36,0	36,2	88	84	215	6	
10. 12.	36,2	36,4	88	96	222	8	
11. 12. *	36,1	36,0	80	80	216	0	
12. 12. *	36,0	36,0	84	76	216	0	
13. 12.	36,1	36,7	76	88	220	0	
14. 12. *	36,4	36,8	84	80	228	—	Patient klagt wieder über leichte Kopfschmerzen u. Schlaflosigkeit.

Am 16. 12. ist Allgemeinbefinden besser. Urin: Alb. +; am 19. 12. wieder Kopfschmerzen, Schlaflosigkeit und Brechreiz; am 20. 12. fühlt sich Patient beschwerdefrei und wird entlassen. Ergebnis: Es gelingt zwar die enorme Hypertonie mit steigender Dosis Animasa bis zu 6 Perlen zunächst von 238 auf 210 mm herabzusetzen, dann steigt aber der Blutdruck trotz

weiterer Darreichung von 6 Perlen wieder auf 222 mm, sinkt nach 8 Perlen auf 216 mm, hält sich ohne weitere Gaben 2 Tage auf dieser Höhe, steigt jedoch alsbald wieder auf 228 mm. Von weiterer Darreichung des Präparates wurde auf Wunsch des Patienten, der sich keinen Nutzen davon versprach, in den letzten Tagen des Aufenthaltes in der Klinik abgesehen. Über Temperatur und Puls vergleiche man das zu Tab. XI Gesagte.

Aus den vorstehenden Mitteilungen ergibt sich, daß das Organopräparat Animasa, oral angewandt, den normalen Blutdruck in den peripheren Arterien bei gesunden Tieren und Menschen herabsetzt. Die gleiche Wirkung ließ sich an Patienten mit normalem Blutdruck konstatieren, die wegen Verdachtes auf Tuberkulose und Nephrolithiasis sowie wegen nervöser Dyspepsie in der Klinik kürzere oder längere Zeit beobachtet und behandelt wurden. Außer diesen Befunden ist es von besonderem Interesse, daß das Präparat bei Patienten mit Arteriosklerose den erhöhten Blutdruck und dessen Labilität vermindert, das Befinden solcher Patienten bessert und diese Wirkung auch dann noch über kürzere oder längere Zeit bestehen läßt, wenn die Darreichung aufgehört hat. Die Beobachtungen haben ferner erbracht, daß die Hypertonie bei arteriosklerotischer Schrumpfniere unter der Wirkung des Präparates zurückgeht. Ohne hier in Erörterungen einzutreten, in welchem Umfange arteriosklerotische Veränderungen vorhanden sein müssen, um Hypertonie zu erzeugen, inwieweit primäre Nierenerkrankungen durch Insuffizienz des Organes sekundär zu Gefäßschädigungen führen, beziehungsweise unter welchen Bedingungen arteriosklerotische Prozesse früher oder später die Niere in Mitleidenschaft ziehen, und ob Hypertonie als Frühsymptom insbesondere bei akuter hämorrhagischer Glomerulonephritis gewertet werden kann, wie *F. Kisch* (S. 692) meint, möge nur nochmals betont werden, daß auch bei den in Tab. XVII bis XX angeführten Fällen von Glomerulonephritis der Blutdruck durch Darreichung von Animasa nicht unerhebliche Verminderung erfuhr, und die Patienten sich bei der Entlassung gebessert fühlten.

Außer den schon von mir in der Münch. med. Wochenschr. genannten Autoren *Funk*, *Müller* und *Miyeod*, die ebenfalls mit Animasa eine starke Blutdruckverminderung erzielten, hat vor kurzem *H. Schüz* an zehn Patienten der Ernst-Ludwig-Lungenheilstätte in Schriesheim a. d. B. Versuche mit Animasa unternommen. Die Kurven seiner Tabellen über Blutdruck, Puls und Temperatur zeigen, daß ersterer, der sich bei den untersuchten Phthisikern schon an und für sich niedrig ergab, durch Animasa weiter vermindert wird. Gesetzmäßige Beziehungen zwischen Blutdruck, Puls und Temperatur lassen auch die *Schüz*schen Kurven nicht erkennen. Unter den *Schüz*schen Patienten befanden sich einige, die als subjektive Beschwerden öfteres Schwindelgefühl, Kopfschmerzen, Schlaflosigkeit und kalte Füße angaben. Objektiv wurden bei ihnen Anzeichen beginnender Arteriosklerose gefunden. Nach längerer Darreichung von Animasa schwanden die Beschwerden und die Patienten fühlten sich geistig und körperlich frisch. — Wie die Blutdruckverminderung durch Animasa zu erklären ist, läßt sich mit Sicherheit vorläufig nicht sagen. Ich habe in meiner, in der Münch. med. Wochenschr. veröffentlichten vorläufigen Mitteilung darauf hingewiesen, daß die Drucksenkung, vielleicht unter Beihilfe eines Gehaltes des Präparates an bestimmten Inkreten, durch seine Einwirkung auf das periphere oder zentrale Regulierungswerk der Gefäßinnervation zustande kommt, und daß das Präparat daher auch bei Hypertonie, unter Ausgleich der in den betreffenden Reguliervorrichtungen durch gewisse Stoffe hervorgerufenen Störungen und Schädigungen, günstige Erfolge erzielt, also prophylaktisch und therapeutisch wertvolle Dienste zu leisten vermag. Letzteres scheint auch für die angiospastische Form der Migräne zuzutreffen, die ja in Hypertonikerfamilien oftmals geradezu ein Erbstück darstellt, bei der nach einigen Forschern eine Reizung der Gefäßnerven durch Anhäufung belästigender Inkrete vorliegt, und bei der, wie neuerdings *Hess* betont, lokale und allgemeine Gefäßkrisen den Blutdruck in hohem Grade beeinflussen. Vor kurzem sind mir auch mehrere Fälle aus der Praxis mitgeteilt worden, in denen Animasa die klimakterischen Kongestionen milderte. In Verbindung mit Kalzium- und Theobrominpräparaten ließe sich diese Wirkung vielleicht noch erhöhen. Ob es sich dabei um eine Beeinflussung im Sinne *Halbans*, um eine Herabsetzung der Erregbarkeit der Vasomotoren handelt, bleibt weiteren Beobachtungen vorbehalten. Der Meinung *Halbans*, daß man mit Organopräparaten „eigentlich keine Erfolge" erzielt, vermag ich nicht beizupflichten. Wenigstens trifft diese Äußerung für das Organopräparat Animasa nicht zu, das, obwohl es weder Kalzium[1]) noch Theobromin enthält, der von *Halban* für das Klimasan beanspruchten Wirkung nicht nachsteht. — Es ist mehrfach die

[1]) Vergl. meine diesbezügl. Angaben in der Münch. med. Wochenschr. 1922, Nr. 49, S. 1696.

Ansicht ausgesprochen worden, daß Hypertonie sich als kompensatorischer Vorgang *(Fahr)*, als Abwehrmaßnahme des Organismus *(W. Frey* 1922*)*, als ein dem Körper nutzbringender Vorgang *(Rosin)* erweisen könnte, z. B. durch Erhöhung der Blutstromgeschwindigkeit, die *E. Weiss* bei Hypertonie direkt in den Kapillaren beobachtet haben will. Dann wäre besonders in der Dosierung blutdrucksenkender Präparate Vorsicht am Platze. *Kautsky* weist auf Nierenschäden hin, die durch Blutdrucksenkung zur Urämie führen könnten, und *Kisch* betrachtet eine erhebliche Blutdruckverminderung bei florider Glomerulonephritis als ein signum pessimi omnis, das auf jähen Exitus deutet. Es fehlt aber auch nicht an gegensätzlicher Auffassung. Unter anderen bezweifelt *Külbs* die Nützlichkeit des Bluthochdruckes unter Hinweis auf die Tatsache, daß durch Aderlaß hervorgerufene Druckverminderung prophylaktisch und therapeutisch günstige Wirkung auszuüben vermag. Letzteres trifft auch bei Eklampsie zu. Wie aus der Umfrage seitens der Schriftleitung der Medizin. Klinik (1923 Nr. 1, S. 14 ff.) hervorgeht, wird das Einsetzen der Krankheitssymptome durch eine starke Steigerung des Blutdruckes gekennzeichnet. *Bruns* erklärte, „daß für die Verhütung der Eklampsie alle Maßnahmen wesentlich sind, welche geeignet sind, den erhöhten Blutdruck zu verringern“. Da Animasa diese Bedingung erfüllt, wären prophylaktische bzw. therapeutische Versuche damit wohl angebracht. Es ist mir nicht bekannt, ob solche bereits unternommen wurden; in der Literatur habe ich darüber nichts gefunden. Außer den erwiesenermaßen vorhandenen blutdrucksenkenden Bestandteilen soll Animasa noch andere Kreislaufskomponenten enthalten, durch die es „arteriotrop“ den Selbstschutz der Intima und Media gegen schädigende Außenstoffe und Stoffwechselgifte verstärkt. Unter der Voraussetzung beider Wirkungen dürfte das Präparat, rechtzeitig und eventuell in wiederholten Kuren über längere Zeiträume und in geeigneter Dosierung angewandt, sowohl bei essentieller (reflektorischer) Hypertonie, als auch bei arteriosklerotischen Prozessen von Nutzen sein. Es würde sich dabei um Vorgänge handeln, wie sie bereits in einer Reihe von Arbeiten beschrieben wurden. Ich erinnere an die *Prinz*schen Ausführungen über orale Reiztherapie, an die *Heilner*schen Ausführungen über lokalen Gewebeschutz, an die *Weichardt*sche Annahme einer Steigerung der Leistungsfähigkeit als Schutzvorrichtungen in Betracht kommender Elemente, an den Synergismus im Sinne *Fühners*, an die Schwellenreiztherapie

A. Zimmers, in der die Aufbesserung erkrankter Gewebe durch geeignete Dosierung bestimmter Stoffe im Sinne des *Arndt-Schulz*schen biologischen Grundgesetzes erstrebt wird.

Gegen die strenge Gültigkeit dieses Gesetzes hege ich allerdings Bedenken. Wenn man das iso- bzw. heterobolische Verhalten des Gewebsmateriales, sowie physikalische und chemische Zustandsänderungen materieller Substrate und energetischer Vorgänge, ferner die individuelle Einstellung von Zellen und Geweben und die zwischen ihnen und der Außenwelt herrschenden Wechselbeziehungen in Betracht zieht, so unterliegt dieses Gesetz zweifelsohne mancherlei Modifikationen. Mit dieser Auffassung dürfte sich die neuerdings von *Bier* gemachte Bemerkung in Einklang bringen lassen. Durch Modifikationen wird die Gültigkeit des Gesetzes natürlich eingeschränkt, es sollte also nicht überall wahllos herangezogen werden. Der Ausdruck Gesetz wäre daher, weil es sich nicht um unwandelbare Vorgänge handelt, besser durch einen anderen, z. B.: Richtschnur, zu ersetzen, womit ausgesagt werden soll, daß zwar in manchen Fällen der Ablauf der Vorgänge der *Arndt-Schulz*schen Formulierung entspricht, in anderen sich ihr jedoch, wie experimentell festgestellt wurde, nicht anpaßt. In ähnlichem Sinne bewegen sich die Einwendungen *Heubners*, während *Süpfle* einen völlig abweisenden Standpunkt einnimmt.

Welche Elemente physikalisch-chemischer bzw. morphologischer Natur *(Theilhaber* und *Rieger)* für den Selbstschutz der Arterienwand in Betracht kommen, ist vorläufig in Dunkel gehüllt, oder, wie sich *A. Hoffmann* ausdrückt, „einigermaßen hypothetisch". Aber: ab experientia ad axiomata! Weitere Versuche, insbesondere mit organotherapeutischen Mitteln dürften vielleicht Aufschlüsse geben. Welch überraschende und ungeahnte Ergebnisse das experimentelle Verfahren überhaupt manchmal erzielt, das zeigen z. B. betreffs des Blutdruckes die Versuche von *A. Kimmerle.* Dieser fand, nachdem bereits *Rollier* durch Sonnenbestrahlung und *H. Bach* durch Quarzlampenlicht eine Blutdrucksenkung hervorriefen — ein Befund, der neuerdings durch *A. Meyer* mittels des kombinierten Lichtes von Quarzlampen und Glühbirnen an Kindern mit normalem Blutdruck bestätigt wurde — daß nicht nur durch Strahlung des Bogenlampenlichtes, sondern sogar durch Einatmung der beim Brennen der Lampen sich entwickelnden Gase die Hypertonie von Patienten mit Arteriosklerose, Nephrosklerose und Glomerulonephritis ganz erheblich zurückgeht, während der normale Blutdruck Gesunder weniger stark reagiert. Wurde das Einatmen der Gase durch eine Maske, die mit einem Saugapparat für Außenluft versehen war, verhindert, so blieb die Wirkung trotz der Strahlung aus. Nach *Kimmerle*s Ansicht kommt die Blutdrucksenkung dadurch zustande, daß gewisse, in den Verbrennungsgasen enthaltene Stoffe direkt oder reflektorisch auf die Endigungen der Vasokonstriktoren oder Vasodilatatoren bzw. die zugehörigen Zentren einwirken. — Sollte es außer der Blutdrucksenkung durch Animasa mit dem Präparate gelingen, der Entstehung arteriosklerotischer Prozesse vorzubeugen, bzw. bestehende zu bessern, so dürfte dieses Verfahren vor einer Therapie, die sich der intravenösen oder intramuskulären Methode bedient, zweifellos deswegen den Vorzug verdienen, weil mit der oralen Verabreichung keinerlei Umstände und Beschwerden für den Patienten verbunden sind und weil durch wiederholte und längere Zeit fortgesetzte intravenöse Injektion von Eiweißpräparaten Schädigungen hervorgerufen werden können, worauf schon u. a. *Gildemeister* und *Seifert*, sowie *Schittenhelm* hinwiesen. Auch über intramuskuläre Proteïntherapie gehen die Ansichten noch auseinander, wie die Mitteilungen über Milchbehandlung in der Med. Klinik v. 1922 Nr. 24, S. 756 ff. zeigen.

Die orale Verabreichung von Animasa führt nun zur Frage: Was wird aus dem Präparat im Verdauungstrakt? Nach Angabe der Hersteller sind die Wirkungen dem Gehalt an Eiweißkörpern zuzuschreiben, die unabgebaut resorbiert werden sollen. Auf die Möglichkeit einer solchen Resorption ist von einigen Autoren, wie *Moro* und *Lust* speziell für Säuglinge hingewiesen worden. Allerdings handelte es sich dabei wohl meistens um eine insuffiziente Mukosa. Daß jede Darmschleimhaut für Stoffe, die in Animasa enthalten sind, durchlässig ist, beweist die Wirkung bei Gesunden und Kranken. Bei der Frage nach der Art der blutdrucksenkenden Komponente könnte man folgendes in Erwägung ziehen: Zur Herstellung des Präparates werden, wie ich in der Münch. med. Wochenschr. mitteilte, aus der Gefäßwand gewonnene Substanzen an ein durch besondere Behandlung von Erythrozyten gewonnenes Abbauprodukt gekuppelt. Dieses könnte ein proteïnogenes Amin, nämlich β-Imidazolyläthylamin, sogenanntes Histamin, sein, ein basischer Stoff, der synthetisch von *Windaus* und *Vogt* dargestellt wurde.

Nach *Hanke* und *Koessler* enthalten rote Blutkörperchen Histidin, das *Kober* auch aus Blutgerinnseln isolierte. Nach ersterem wird Histidin durch Bacterium coli commune und andere gramnegative Darmbewohner in Histamin übergeführt. Auch *Ackermann* erhielt letzteres aus Histidin durch Einwirkung von Bakterien. Möglicherweise geschieht dies auch bei der Pepsin- oder Trypsinverdauung. Histamin entsteht auch nach *Abel* und

Kubota durch Spaltung der verschiedensten Eiweißkörper, nach *Nagayama* z. B. von Albumosen. Wenn also Animasa Histidin oder Albumosen enthalten würde, so ist die Möglichkeit der Histaminbildung im Darme gegeben. Wenn ferner Histamin, einerlei ob es erst im Darm entsteht oder bereits dem Präparat einverleibt wurde, unverändert von der Schleimhaut resorbiert wird, so wäre damit die Blutdrucksenkung erklärt; denn durch zahlreiche Untersuchungen ist festgestellt worden, daß Histamin blutdrucksenkende Eigenschaft besitzt. Schon *Amsler* und *Pick* zeigten dies an isolierten Gefäßen und verglichen die Wirkung des Histamins mit der von Amylnitrit und Natriumnitrit. Während Amylnitrit an Splanchnikusgefäßen nach anfänglicher Verengerung Erweiterung, an Gefäßen der Gliedmaßen nur Verengerung hervorruft und Natriumnitrit beide Arten verengert, bewirkt Histamin an beiden Erweiterung. Nach *Dale* und *Laidlaw* erzeugt schnelle intravenöse Injektion von 1 bis 2 mg. Histamin zunächst schroffe Senkung des Blutdruckes, alsdann Wiederanstieg desselben bis zur ursprünglichen Höhe und darüber hinaus. Darauf folgt jedoch dauernde Senkung. Nach Injektion von 0,1 mg Histamin pro Minute tritt ebenfalls Senkung aber ohne nachfolgenden Anstieg ein. Dosen bis zu 0,6 mg. bringen zwar keinen weiteren Abfall mit sich, wird diese letztere Menge jedoch überschritten, so sinkt der Druck allmählich noch tiefer. Von besonderem Interesse ist, daß sich das Herz noch bei stark vermindertem Druck ausgiebig und kräftig zusammenzieht. Auch *Abel* und *Kubota* fanden Blutdruckverminderung durch Histamin, dessen Anwesenheit sich in verschiedenen Geweben und Organextrakten feststellen und das sich aus der Hypophyse sogar gewinnen ließ, während es nach *Dale* und *Dudley* in der letzteren, wenn überhaupt, nur in so geringer Menge vorkommen soll, daß es sich eines Nachweises entzieht. Nach *Doi* und *Rich* wirkt Histamin namentlich auf Kapillaren erweiternd. *Edwards* fand in den peripheren Arterien und Kapillaren Blutdrucksenkung durch Histamin. *Schenk* rief Gefäßerweiterung und Verminderung des Blutdruckes durch subkutane Injektion von Histamin hervor und ist geneigt, diesem eine Wirkung auf das myoneurale Gebiet zwischen Nerv und Muskelfaser zuzuschreiben. Weitere Beobachtungen über Blutdrucksenkung durch Histamin stammen von *Losa*, *Hanke* und *Koessler**. *L. Pobielski* erzeugte rapiden Blutdruckabfall bei Hunden durch intravenöse Injektion von 0,03 mg pro 1 Kilo Körpergewicht.

Außerdem beobachtete er dabei abundante Speichel-, Tränen-, Magensaft- und Pankreassaftabsonderung. Alle diese Erscheinungen sollen jedoch nach oraler Verabreichung von Histamin ausbleiben, da dasselbe im Darm zersetzt wird. Von einer therapeutischen Verwendung auf intravenösem Wege rät *Pobielski* ab, weil es schwere Kollapszustände hervorrufen kann. Nach *Moro** ist Histamin so außerordentlich giftig, daß es am überlebenden Meerschweinchendarm noch in einer Verdünnung von 1:500 Millionen seine volle Wirksamkeit entfaltet. — Da nun Animasa per os verabreicht keinerlei drüsensekretorische und giftige, im übrigen aber blutdrucksenkende Eigenschaft entfaltet, so ist anzunehmen, daß es sich dabei nicht um Histamin handelt, denn dieses ist ja nach den Angaben *Pobielski's*, die nachzuprüfen wären, überhaupt vom Darme aus unwirksam.

Es würden also andere Stoffe für die genannte Wirkung von Animasa in Betracht zu ziehen sein. Gesetzt, diese wären Eiweißkörper bzw. durch Aufspaltung derselben entstandene resorbierbare Zwischenstufen, so könnte man hierüber in der Weise Aufschluß erhalten, wie ich es in der Münch. med. Wochenschr. angedeutet habe.

An derartige Untersuchungen würde sich noch eine Reihe anderer zur Erforschung der Beschaffenheit und Eigenschaften des Präparates anzuschließen haben. Ich denke außer an Kontrolle der Histamin betreffenden Angaben der genannten Autoren, im Hinblick auf die *Widal*sche Theorie und deren Einschränkung durch *E. Schiff* und *E. Stransky*, an den Nachweis von Spaltungsprodukten im Blute, an Veränderungen des Blutbildes, an die Beeinflussung der Viskosität des Blutes, seiner Stromgeschwindigkeit in den Kapillaren usw., worüber an anderem Orte berichtet werden soll.

Daß das Organopräparat Animasa eine weitgehende „biologische Resonanz" — um mich eines *Heilner*schen Ausdruckes (Münch. med. Wochenschr. 1920, S. 502, Spalte 2) zu bedienen — nach sich zieht, kann, wie mir scheint, nicht bezweifelt werden. Während diese aber bei dem Injektionspräparat *Heilners*, nach dessen Angabe (S. 502) zunächst, ebenso wie die Injektion seines Sanarthrits, mit einer 1 bis 15 Stunden dauernden Erhöhung der Beschwerden des Patienten verbunden sein kann, geht diese „Resonanz" nach oraler Aufnahme von Animasa für den Patienten ohne jegliche Beschwerden vor sich.

Ich fasse hier die Ergebnisse meiner Untersuchungen, über das Präparat Animasa, wie ich sie in der vorläufigen Mitteilung (Münch. med. Wochenschr. 1922, Nr. 49) formulierte, der Vollständigkeit wegen nochmals zusammen:

1. Der Mittelwert aus 2 Elementaranalysen des Präparates beträgt für C 49,99, H 6,686, N 14,585, S 0,939 Proz. Der Mittelwert aus 2 Mikro-Kjeldahlbestimmungen beläuft sich auf 14,31 Proz. N. Dies würde einem Eiweißgehalt von rund 90 Proz. entsprechen. Der Mittelwert für Asche aus 3 Proben beträgt 5,661 Proz. In der Asche wurden Eisen und Kohlensäure nachgewiesen, spektroskopisch ergab sich nur die Na-Linie.

2. Das per os gereichte Präparat besitzt keine schädigenden Eigenschaften.

3. Es setzt bei gesunden Tieren und Menschen den Blutdruck herab.

4. Auch bei Hypertonie erfolgt erhebliche Blutdrucksenkung.

5. Das Präparat ist daher von prophylaktischer Bedeutung, besonders für Angehörige mancher Berufsarten und gewerblicher Betriebe, die zu Hypertonie mit nachfolgender Arteriosklerose führen können.

6. Es bewährt sich therapeutisch bei bereits vorhandener Arteriosklerose, indem es die damit verbundenen Symptome abschwächt und das subjektive Befinden der Kranken bessert.

7. Seine Wirkung scheint auf einer Regelung des gestörten Tonus der peripheren Arterien und auf einer Verstärkung der natürlichen Schutzstoffe der Arterienwand zu beruhen.

8. Die Wirkung scheint zum Teil vielleicht durch Hormone, zum Teil durch spezifische Eiweißkörper bedingt zu sein.

Literatur

John J. Abel and Seiko Kubota: Journ. of pharm. and experim. Therapeutics 1919, Bd. 13, S. 243. — Ackermann, Zeitschr. f. physiol. Chemie 1911, Bd. 65, S. 504. — Walter C. Alvarez: Archives of internat. med. Vol. 26, Nr. 4. — C. Amsler und E. P. Pick: Archiv f. experim. Pathol. u. Pharmakol. 1919, Bd. 85, S. 61. — George Andral: Précis d'anatomie pathologique. Paris 1829. Deutsche Übersetzung unter dem Titel: Grundriß der patholog. Anatomie, herausg. von F. W. Becker, Reutlingen, Verlag v. Fleischhauer u. Spohr 1832, Tl. 2, S. 231. — N. N. Anitschkoff: Festsitzung der Petersburger und Moskauer patholog. Gesellschaft zur 100jährigen Geburtstagsfeier R. Virchows, vergl. Münch. med. Wochenschr. 1921, Nr. 47, S. 1536. — Anitschkoff* a. a. O. — Aschoff: Beiheft z. Med. Klinik 1908, Jg. 4, Heft 1, S. 1ff. — J. Bablet, Compt. rend. de la soc. de biol. 1920, Bd. 83, Nr. 29, S. 1322. — H. Bach: Deutsche med. Wochenschr. 1911. Nr. 9, S. 401. — E. Bachmann: Med. Klinik 1909, Nr. 36, S. 1364. — O. Bail: Wiener klin. Wochenschr. 1921, Nr. 20 u. Nr. 37. Derselbe: Referat eines Vortrages im Verein Deutscher Ärzte zu Prag. Berlin. klin. Wochenschr. 1921, Nr. 48, S. 1422. — O. Bail u. T. Watanabe: Wiener klin. Wochenschr. 1922, Nr. 16, S. 362. — M. Bernhardt: Deutsche Zeitschrift für Nervenheilkunde 1907, Bd. 32, H. 2/3, S. 294. — Norbert Bers: Unfall und Arteriosklerose. Bonner Diss. 1915. Derselbe* a. a. O., S. 39. — A. Bier: Münch. med. Wochenschr. 1922, Nr. 27, S. 994. — E. Biernacki: Zeitschr. f. klin. Med. 1891, Bd. 19, Suppl. S. 52ff. (dort auch Kontroversen von Schramm und Maragliano). — Billigheimer: Klinische Wochenschrift 1922, Nr. 4, S. 257. — Billigheimer* a. a. O., S. 258. — Billigheimer**: Einfluß der Ernährung auf Funktionen des vegetativen Nervensystems. Vortrag auf dem 34. Kongr. d. Deutsch. Gesellsch. f. Innere Med. Wiesbaden 24.—27. April 1922. Zitiert nach Münch. med. Wochenschr. 1922, Nr. 20, S. 761. — Biondi: 2. italien. Kongr. f. Gewerbekrankheiten in Florenz Mai 1909. — E. Bloch: Ärztliche Sachverständigenzeitung 1911, Nr. 24. — P. Blume: Ugeskr. f. Laeger, 1922, Nr. 85. — E. Bröking: Zeitschr. f. experimentelle Pathol. u. Therapie 1907, Bd. 4, S. 224ff. — Th. Brugsch: Med. Klinik 1922, Nr. 18, S. 553. — O. Burwinkel: Berliner klin. Wochenschr. 1905, Nr. 16, S. 473. — W. B. Cadwalader: Americ. Journal of medical Science 1905, February. — Cimbal: Diskussion zu Holzmanns Vortrag. — Colombo: Archives ital. de Biologie 1899, Vol. 31, p. 345. — F. Curschmann: Vierteljahrsschr. f. öffentl. Gesundheitspflege 1911, Bd. 43, S. 236. — H. H. Dale und H. W. Dudley: Journal of Pharm. and experim. Therapeutics 1921, Bd. 18, S. 27. — H. H. Dale und P. P. Laidlaw: Journal of Physiology 1919, Bd. 52, S. 355. — P. A. Davis: Journal of industrial Hygiene 1921, 3. H. 2. — R. Debré et Haguenau: Compt. rend. de la soc. de biol. 1920, Bd. 83, Nr. 30, S. 1348 u. Nr. 31. S. 1368. — Yasukazu Doi: Journal of Physiology 1920, Bd. 54, S. 227. — Dorner: Deutsch. Archiv f. klin. Med. 1920, Bd. 133, H. 1/2, S. 21. — R. Dörr: Klin. Wochenschr. 1922, Nr. 31, S. 1537. — Dresel u. Jakobowitz: Klin. Wochenschr. 1922, Nr. 15, S. 721. — Dresel: Experimentelle Untersuchungen über die zentrale Regulation des Blutdruckes und Blutzuckers. Vortrag in der Sitzg. d. Abtlg. f. innere Med. am 21. Sept. 1922 während der Hundertjahrfeier Deutsch. Natf. u. Ärzte in Leipzig: zitiert nach: Klin. Wochenschr. 1922, Nr. 49, S. 2449. — H. Droop: Experimental-Untersuchungen an Kaninchen über die Stoffwechselgenese der Arteriosklerose und die diätetische Beeinflussung dieses Prozesses. Inaug. Diss. Göttingen 1915. — J. Dumas: Compt. rend. de la soc. de biol. 1920, Bd. 83, No. 29, S. 1314. — Edgecombe u. Bain: Journal of physiology 1899, Bd. 24, S. 48. — J. Edwards: Americ. Journ. of Physiology 1920, Bd. 52, S. 284. — Eichhoff: Vortrag auf d. 46. Vers. d. Deutsch. Gesellsch. f. Chirurgie in Berlin, April 1922. Ref. Münch. med. Wochenschr. 1922, Nr. 20, S. 765. — J. E. G. van Emden u. E. Kleerekoper: Weekbl. van het Nederl. Tijdschr. v. Geneeskunde 1904, Nr. 9. — H. Engel: Münch. med. Wochenschr. 1922, Nr. 17, S. 626. — W. Erb: Verhandlg.

des 21. Kongr. f. Innere Med., Leipzig 1904, S. 107. — A. Faber: Die Arteriosklerose, Jena, Fischer 1912. — Fahr: Deutsch. Archiv f. klin. Med. 1920, Bd. 134, H. 5/6, S. 366. — Fahr*: daselbst S. 375. — K. Fahrenkamp: Medizin. Klinik 1921, Nr. 26, S. 777. — Federn: Verhandlungen d. Kongr. f. Innere Med., Leipzig 1904, S. 581. — Rud. Finkelnburg: Deutsche Zeitschr. f. Nervenheilk. 1918, Bd. 60, S. 90 (105). — B. Fischer: Münch. med. Wochenschr. 1919, Nr. 3, S. 61. — A. Fraenkel: Verhandlungen des 21. Kongr. f. Innere Med. Leipzig 1904, S. 171. — E. Fraenkel: Diskussion zu Holzmanns Vortrag. — H. Freund: Archiv f. experiment. Pathol. u. Pharmakol. 1921, Bd. 91, S. 272. — Frey: D. med. Wochenschr. 1907, Nr. 6, S. 215 u. Die Zinkgewinnung im oberschlesischen Industriebezirke und ihre Hygiene etc., Berlin 1907. — W. Frey: Berliner klin. Wochenschr. 1921, Nr. 40, S. 1186; *Med. Klinik 1922, Nr. 16, S. 498. — W. Frey und Hagemann: Zentralblatt f. experim. Med. 1921, No. 25. — S. Friedmann: Medizin. Jahrb. 1882, S. 198ff. — H. Führer: Münch. med. Wochenschr. 1922, Nr. 25, S. 916. — C. Funck: Archiv f. Verdauungskrankheiten. 1921, Bd. 29, H. 3/4, S. 167 u. Fortschritte der Med. v. 21. Juni 1922, Nr. 23/25. — Sroul Galperin-Téytélmann: Bonner Diss. 1908. — E. Gildemeister: Berl. klin. Wochenschr. 1921, No. 46, S. 1355. — E. Gildemeister u W. Seiffert: Berliner klin. Wochenschr. 1921, Nr. 24, S. 629. — Goetzl: Wiener Arbeiten auf d. Gebiete der sozialen Med. 1912, H. 2, S. 52. — Goldscheider: Berliner klin. Wochenschr. 1906, No. 17, S. 504. — Grawitz: Berliner klin. Wochenschr. 1900, Nr. 9, S. 183. — Grebner u. Grünbaum: Wiener med. Presse 1899, S. 2033. — Grödel: Münch. med. Wochenschr. 1922, No. 12, S. 424. — Grube: Münch. med. Wochenschr. 1908, Nr. 15, S. 800 (Fall 2, 3, 4). — Günther: Deutsches Archiv f. klin. Med. 1920, Bd. 134, H. 5/6, S. 291. — Gumprecht: Zeitschr. f. klin. Med. 1900, Bd. 39, S. 389. — F. Härle: Zeitschr. f. klin. Med. 1921, Bd. 92, H. 1—3, S. 124. — J. Halban: Münch. med. Wochenschr. 1923, Nr. 4, S. 112. — Hamel: Deutsches Archiv f. klin. Med. 1900, Bd. 67, S. 357. — F. Hanke u. Koessler: Journal of biolog. Chem. 1919, Vol. 39, S. 521 u. 585; Dieselben* a. a. O. 1920, Bd. 43, S. 567. — K. Harpuder: Deutsch. Archiv f. klin. Med. 1919, Bd. 129, H. 1/2, S. 74ff. — C. Hegglin: Zeitschr. f. klin. Med. 1894, Bd. 26, S. 15 u 41. — Heilner: Münch. med. Wochenschr. 1918, Nr. 36, S. 983 und 1921, Nr. 15, S. 1443 (dort auch Hinweis auf die früheren Arbeiten des Verf.). — Hensen: Deutsch. Arch. f. klin. Med. 1900, Bd. 67, S. 436. — F. d'Herelle: Presse médic. 1921, Nr. 17; Compt. rend. de l'Acad. des Sc. 1917, T. 165, Nr. 24, S. 1240; 167—169; 170, Nr. 1, S. 72; 172, Nr. 1, S. 99; Compt. rend. de la Soc. de Biologie 1920, T. 83, Nr. 4, S. 97; Nr. 29, S. 1320; 1921, Bd. 84, Nr. 8, S. 384; Le Bacteriophage, son rôle dans l'immunité. Paris, Masson & Cie. 1921. Deutsche Übersetzung mit dem Titel: Der Bakteriophage und seine Bedeutung für die Immunität von R. Pfreimbter, W. Sell u. L. Pistorius. Braunschweig, Verlag v. Vieweg u. Sohn 1922. — Ewald Hering: Sitzungsber. d. Akad. d. Wiss. zu Wien; Mathemat.-naturw. Kl. 1869, Bd. 60, S. 829. — M. Herz: Wiener klin. Wochenschr. 1911, Nr. 14, S. 484 u. Nr. 44, S. 1526. — Otto Hess: Klin. Wochenschr. 1922, Nr. 49, S. 2409. — W. Heubner: Klinische Wochenschr. 1922, Nr. 27, S. 1350. — C. Hirsch: Deutsche med. Wochenschr. 1913, No. 38, S. 1818. — His: Gutachten vom 9. Okt. 1910. Amtliche Nachrichten des Reichsversicherungsamtes 1912, Bd. 28, S. 712. — A. Hoffmann: Jahreskurse f. ärztl. Fortbildung 1912, S. 29. — W. Holzmann: Ärztliche Sachverständigenzeitung 1910, Nr. 15. (Im ärztl. Verein zu Hamburg am 14. Juni 1910 gehaltener Vortrag) zitiert nach dem Autoreferat im neurol. Zentralbl. 1910, Jahrg. 29, S. 1063. — P. Horn: Ärztliche Sachverständigenzeitung 1916 Nr. 18, S. 207 (u. 19, S. 222), dort auch weitere Literaturangaben über das betr. Gebiet. — Huchard: Med. Klinik 1909, Nr. 35, S. 1319 (Vortrag auf dem internationalen Kongr. zu Budapest). — W. Hueck: Münch. med. Wochenschr. 1920, Nr. 19, S. 535. — W. Hülse: Zentralblatt f. klin. Med. 1922, Nr. 1, S. 1. — W. Hülse*: daselbst S. 5. — W. Janowski: Zeitschr. f. klin. Med. 1914, Bd. 80, S. 413. — W. Janowski* a. a. O. S. 405. — Japelli: Archivio di Fisiol. 1907, Bd. 4, S. 101. — Jores: Wesen und Entwickelung der Arteriosklerose. Wiesbaden 1903. — Jores*: Sitzung d. med. Gesellschaft Kiel v. 19. Jan. 1922. Klin. Wochenschr. 1922, S. 704. — K. W. Jütten: Klin. Wochenschr. 1922, Nr. 44, S. 2181. — Kahane: Wiener med. Wochenschr. 1910, Nr. 51, S. 2972. — Kahler: Wiener Archiv f. klin. Med. 1922, Nr. 3, S. 125. — Karrenstein: Zeitschr. f. klin. Med. 1903, Bd. 50, S. 324. — G. Katsch u. H. Pansdorf: Münch. med. Wochenschr. 1922, Nr. 50, S. 1175. — Kautsky: Pflügers Archiv 1918, Bd. 171, S. 442. — M. Kiessling: Über den Einfluß körperlicher Arbeit auf den Blutdruck. Greifswalder Diss. 1903. — M. Kiessling* a. a. O. S. 27. — A. Kimmerle: Münch. med. Wochenschr. 1922 Nr. 4, S. 108. — F. Kisch: Med. Klinik 1922, Nr. 22, S. 692. — K. Kißkalt u. A. Friedmann: Zeitschr. f. Hygiene u. Infektionskrankheiten 1914, S. 519 ff. — O. Klein: Deutsches Archiv f. klin. Med. 1922, Bd. 138, H. 1/2, S. 82. — G. Klemperer: Therapie der Gegenwart 1905, November S. 481. — G. Klemperer*: daselbst S. 481. — G. Klemperer**: daselbst S. 481. — Kober: Journal of the Amerik. Chemic. Soc. 1918, Bd. 40, S. 1226. — F. Kölsch: Münch. med. Wochenschr. 1917, Nr. 30, S. 967. — Kretschmer: Deutsche med. Wochenschr. 1921, Nr. 23, S. 649. — S. Kornfeld: Wiener med. Blätter 1899, Nr. 30. — H. Kronecker u. G. Heinricius: Abhandlg. d. sächs. Gesellsch. d. Wiss. mathemat.-natw. Kl. 1888, Bd. 14, S. 426. — F. Külbs: Deutsche med. Wochenschr. 1922, Nr. 22, S. 718. — A. J. Kunkel: Handbuch der Toxikologie. Jena, Verlag v. G. Fischer. Erste Hälfte S. 398. — A J. Kunkel*: daselbst S. 462. — E. Kylin: Zentralblatt f. Innere Med. 1921, Nr. 21, S. 419. — E. Kylin*: Zentralblatt f. Innere Med. 1921, Nr. 21, S. 417. — E. Kylin**: Zentralbl. f. Innere Med. 1922, Nr. 3, S. 41 u. Nr. 4, S. 65. — Legge u. Goodby: Lead Poisoning and Lead Absorption, London Edw. Arnold 1912. — Alfr. Lehmann: Die körperlichen Äußerungen psychischer Zustände, Leipzig, Reisland 1899. — K. B. Lehmann: Zentralblatt f. Gewerbehygiene u. Unfallverhütung, 10. Jg. 1922, H. 2, S. 49. — K. B. Lehmann*: ebenda S. 48. — J. F. Lobstein: Mémoire sur l'ossification des artères in Mém. de la Soc. d'agriculture et des sciences et arts 1811; Vues générales sur l'anatomie pathol. Journ. complément. du dictionnaire des sc. 1818, II, 3, 311. — Oswald Loeb: Archiv f. experimentelle Pathol. u. Pharmakol. 1912, Bd. 69, S. 114. — Oswald Loeb*: Deutsche med. Wochenschr. 1913, Nr. 38, S. 1819. — J. B. Losa: Compt. rend. de la Soc. de Biol. Buenos Ayres 1920, Bd. 83, S. 358. — Lubarsch: Münch. med. Wochenschr. 1909, Nr. 35, S. 1819; 1910, Nr. 30, S. 1580. — F. Lust: Med. Klinik 1912, Nr. 43, S. 1736/37. — K. Lutosławski: Die basophilen Granula der Erythrozyten. Diss. Zürich 1904,

S. 12 f. (dort auch weitere umfassende Angaben aus der Literatur). — Marchand: Verhandlungen d. 21. Kongr. f. Inn. Med. Leipzig 1904, S. 35 u. 176. — Marchand* a. a. O., S. 25 u. 45. — Martinet: Pression artérielle et viscosité sanguine Paris 1912, S. 273. — K. Martius: Frankfurter Zeitschr. f. Pathologie 1914, Bd. 15, H. 1. — E. Masing: Deutsches Archiv f. klin. Med. 1902, Bd. 74, S. 253, 270. — v. Maximowitsch u. Rieder: Deutsches Archiv f. klin. Med. 1890, Bd. 46, S. 343 ff. — A. Meyer: Münch. med. Wochenschr. 1922, Nr. 23, S. 864. — O. Meyer: Berlin. klin. Wochenschr. 1918, Nr. 50, S. 1191. — H. Miessner u. G. Baars: Deutsche tierärztl. Wochenschr. 1922, Nr. 30, S. 207. — Migeod: Medico 1921, Nr. 1 v. 5. Jan. — v. Monakow: Deutsch. Archiv f. klin. Med. 1920, Bd. 133, H. 3/4, S. 129. — Mönckeberg: Deutsche med. Wochenschr. 1907, Nr. 31, S. 1243; Münch. med. Wochenschr. 1920, Nr. 13, S. 366; Virchows Archiv 1914, Bd. 216, S. 410. — Oswald Moritz: Petersburger med. Wochenschr. 1901, S. 313 u. Deutsche med. Wochenschr. 1901, Nr. 5, S. 68. — Oswald Moritz*: Deutsches Archiv f. klin. Med. 1903, Bd. 77, S. 340. — Moro: Münch. med. Wochenschr. 1906, Nr. 5, S. 214. — Derselbe*: Jahrb. f. Kinderheilk. 1921, Bd. 94, S. 222. — A. Mosso: Archives italiennes de Biologie 1895, T. 13, p. 177. — Müller (Cassel): Wiener klinische Rundschau 1921, Nr. 5/6 (zitiert nach einem Separatabdruck). — C. Müller (Kristiania): Tidsskrift for den norske læge forening 1917 (zitiert bei E. Kylin). — Fr. Müller: Münch. med. Wochenschrift 1923, Nr. 1, S. 2. — Ottfr. Müller: Mediz. Korrespondenzblatt für Württemberg 1921, Nr. 36, S. 141, daselbst Hinweise auf die den Kapillarkreislauf betreffende Lit. — E. Müller de la Fuente: Zentralblatt f. Herz- u. Gefäßkrankheiten 1922, Nr. 17 (September) S. 235 (im therapeutischen Abschnitt dieser Arbeit werden Organopräparate wie das Heilnersche und Animasa noch nicht erwähnt). — L. Münz: Über die Bedeutung der Blutuntersuchungen und über Spätlähmungen bei Bleiintoxikation. Königsberger Diss. 1916. — L. Münz*: a. a. O., S. 27. — T. Nagayama: Journal of pharm. and experim. Therapeutics 1921, Bd. 15, S. 401. — Nazari: Il Policlinico 1902. — Oberndorfer: Deutsch. Archiv f. klin. Med. 1911, Bd. 102, S. 516 ff. — Ollendorf: Therapeutische Monatshefte 1909 (Juni) S. 309. — C. Oorthuys: Onderzoekingen over basophile Granula in roode Bloedlichaampjes. Inaug. Dissertation, Leyden 1904. — R. Orban: Deutsche med. Wochenschr. 1912, Nr. 44, S. 2079. — Orth: zitiert bei B. Fischer, Münch. med. Wochenschr. 1919, S. 65. — R. Otto u. H. Munter: Deutsche med. Wochenschr. 1921, Nr. 52, S. 1579. — Derselbe u. F. W. Winkler: daselbst 1922, S. 383. — Derselbe, Munter u. Winkler: Zeitschr. f. Hygiene 1922, Bd. 96, S. 118. — Pal: Gefäßkrisen, Leipzig, Hirzel 1905 u. Med. Klinik 1909, Nr. 35, S. 1312 u. Nr. 36, S. 1356. — Frz. Patschke: Vierteljahrsschr. f. gerichtl. Med. u. öffentl. Sanitätswesen 1915, Bd. 50, S. 206 ff. — J. Pawinski: Zeitschr. f. klin. Med. 1914, Bd. 80, S. 284 ff. — Pawinsky*: Zeitschr. f. klin. Med. 1914, Bd. 79, S. 143. — W. Pfalz: Deutche med. Wochenschr. 1922, Nr. 49, S. 1647. — Pfreimbter, Sell u. Pistorius: Münch. med. Wochenschr. 1922, Nr. 14, S. 495. — G. Piorkowski: Med. Klinik 1922, Nr. 15, S. 474. — J. Plesch: Zeitschr. f. experiment. Pathol. u. Therapie 1909, Bd. 6, S. 401. — L. Pobielski: Pflügers Archiv 1920, Bd. 178, S. 214 u. 237. — C. Prausnitz: Klin.

Wochenschrift 1922, Nr. 33, S. 1639. — R. Prigge: Deutsch. Archiv f. klin. Med. 1922, Bd. 139, H. 1/2, S. 30. — Alb. Prinz: Münch. med. Wochenschr. 1921, Nr. 38, S. 1215. — Rambousek: Zeitschr. f. experim. Pathol. u. Therapie 1910, Bd. 7, S. 691 u. 692. — Rassfeld: Zeitschr. f. Hygiene und Infektionskrankheiten 1921, Bd. 93, S. 395. — Reiche: Diskussion zu Holzmanns Vortrag, zitiert nach dem Autoreferat. — K. Reitter: Wiener klin. Wochenschr. 1902, Nr. 47, S. 1249. — K. Retzlaff: Verhandlg. des Deutsch. Kong. f. innere Med., Wiesbaden 1914, S. 786. — A. Rice Rich: Journal of experim. Med., Baltimore 1921, Bd. 33, S. 287. — W. Rimpau: Münch. med. Wochenschr. 1921, Nr. 51, S. 1649. — Rippert: Deutsche med. Wochenschr. 1918, Nr. 35, S. 956, 957. — Rollier: Zeitschr. f. Balneologie 1911, Bd. 4, H. 1. — Romberg: Verhandlg. des 21. Kongr. f. Innere Med. Leipzig 1904, S. 83 u. 178. — Rosenthal: Deutsch. Archiv f. klin. Med. 1920, Bd. 133, H. 3/4, S. 180. — H. Rosin: Deutsche med. Wochenschr. 1921, Nr. 39, S. 1165; Nr. 40, S. 1204; Nr. 41, S. 1231. — Marc Armand Ruffer: Journal of Pathology and Bacteriology 1915, Vol. 15, S. 453. — Th. Rumpf: Ärztliche Sachverständigenzeitung 1914, Nr. 24 u. Deutsche med. Wochenschr. 1914, Nr. 21, S. 1059 u. 1096 (Diskussion zum Vortrag Rumpf v. Dietrich, Schrakamp, Gasters, Firnig, Lenzmann, Cossmann u. Schlußwort Rumpfs). — Sabrazès, J. Bouzzet et M. Léger: Les hématies à granulations basophiles dans le saturnisme expérimental et clinique. Journ. de Physiol. et Pathol. générale 1901, T. 2, Nr. 6, p. 941. — A. Salimbeni: Compt. rend. de l'Acad. des Sciences 1920, Bd. 171, Nr. 24, S. 1240. — S. Saltykow: Korrespondenzblatt f. schweiz. Ärzte 1911, Nr. 26, S. 897; 1915, Nr. 34, 35 u. 44. — S. Saltykow*: Zieglers Beiträge zur pathol. Anat. u. allg. Pathol. 1908, Bd. 43, S. 147 ff. u. 1914, Bd. 57, S. 415 ff., Zentralblatt f. allg. Pathol. u. pathol. Anat. 1908, Bd. 19, Nr. 8, S. 322 u. Nr. 9, S. 369. — Sanders: American Journal of medical Science 1911, p. 727. — Keigi Sawada: Deutsche med. Wochenschr. 1904, Nr. 12, S. 425. — P. Schenk: Archiv f. experim. Pathol. u. Pharmakol. 1921, Bd. 89, S. 332. — E. Schiff: Med. Klinik 1922, Nr. 7, S. 201. — E. Schiff u. E. Stransky: Jahrb. f. Kinderheilk. 1921, Nr. 5/6, S. 304. — V. Schilling: Folia haematologica 1911, Bd. 11, S. 359. — Schittenhelm: Münch. med. Wochenschr. 1921, Nr. 46, S. 1477. — Paul Schmidt: Archiv f. Hygiene 1907, Bd. 63, S. 1; Deutsches Archiv f. klin. Med. 1909, Bd. 96, S. 587; Deutsche med. Wochenschr. 1909, Nr. 46, S. 2018 u. Zentralblatt f. Gewerbehygiene 1914, Bd. 2, S. 8. — J. Schönfeld: Med. Klinik 1913, Nr. 20, S. 784 (mit Abbildung). — L. v. Schrötter: Nothnagels Handbuch der spez. Pathol. u. Therapie, Wien 1901, Bd. 15, S. 2. — H. Schüz: Wirkung des Organopräparates Animasa auf den Blutdruck des Menschen. Gießener Inaug.-Diss. 1922 (noch ungedruckt). — W. Schulemann: Biochemische Zeitschr. 1917, Bd. 80, H. 1 u. 2. — Derselbe u. M. Evans: Folia haematologica 1915, Bd. 19, S. 207 ff. — Schultz: Sitzung der medizin. Gesellsch. Kiel v. 16. Febr. 1922. Klin. Wochenschr. 1922, S. 705. — L. Schwarz: Med. Klinik 1921, Nr. 22, S. 659 u. Zentralbl. f. Gewerbehygiene 1921, Nr. 9. — G. Seiffert: Münch. med. Wochenschr. 1921, Nr. 49, S. 1580. — Derselbe*: daselbst 1922, S. 1596. — W. Seiffert: Med. Klinik 1922, Nr. 31, S. 997 u. Nr. 33, S. 1093. — Simnitzky: Zeitschr. f. Heilkunde 1903, Bd. 24, S. 4. — K. de Snoo: Monatsschr. f. Geburtsh. u. Gynäkologie 1922, Bd. 57, H. 5. —

E. Steinach u. R. H. Kahn: Pflügers Archiv 1903, Bd. 97, S. 105 (124). — K. Süpfle. Münch. med. Wochenschr. 1922, Nr. 25, S. 920. — Taenzer: Der Blutdruck bei Tieren und Versuche über die Beeinflussung desselben durch Animasa, Gießener veterinär-med. Dissertation Juli 1922 (noch ungedruckt). — Tavaststjerna: Skandinav. Archiv f. Physiolog. 1909, Bd. 21, S. 405. — Teissier: Bulletin de l'Acad. 1908, Nr. 8, p. 283. — L. Teleky: Die gewerbl. Bleivergiftung. 14. internat. Kongr. f. Hygiene u. Demographie Berlin 1907, Bd. 2, S. 791. — A. Theilhaber u. H. Rieger: Münch. med. Wochenschr. 1920, Nr. 13, S. 368. — R. Thoma: Münch. med. Wochenschr. 1921, Nr. 11, S. 323; R. Thoma* a. a. O. S. 321 u. 323. — L. Traube: Zentralbl. f. die med. Wissenschaften 1865 und Gesammelte Beiträge zur Pathol. u. Physiol. 1871, Bd. 1, S. 387. — A. Trautmann: Münch. med. Wochenschr. 1909, Nr. 27, S. 1371. — Trömmer: Diskussion zu Holzmanns Vortrag, zitiert nach dem Autoreferat. — Tschigajew: Wratsch 1895, S. 353. — Eb. Veiel: Münch. med. Wochenschr. 1913, Nr. 46, S. 2561. — F. Volhard: Nierenkrankheiten im Handbuch der Inneren Medizin von Mohr u. Stähelin 1918, Bd. 3, II, S. 1637ff. — F. Volhard*: Zentralblatt f. Innere Med. 1920, Nr. 29, S. 513. — Tai Watanabe: Wiener klin. Wochenschr. 1922, Nr. 19, S. 53. — W. Weichardt: Münch. med. Wochenschr. 1921, Nr. 12, S. 365 und 1922, Nr. 4, S. 107 (dort auch auf frühere Arbeiten des Verf. verwiesen). — E. Weiss: Münch. med. Wochenschrift 1917, Nr. 19, S. 609. — Weygandt: Diskussion zu Holzmanns Vortrag; zitiert nach dem Autoreferat. — Abrami Janeovesco Widal: La Presse médicale 1920, Nr. 91, S. 893. — J. Wiesel: Zeitschr. f. Heilkunde 1907, Bd. 28, H. 4. — Windaus u. Vogt: Berichte der Deutsch. chem. Gesellschaft 1911, Bd. 65, S. 504. — Windscheid: Münch. med. Wochenschr. 1902, Nr. 9, S. 347. — Wolfensohn-Kriss: Archiv f. Kinderheilk. 1910, Bd. 53, S. 332. — E. Wollman: Compt. rend. de la Soc de biol. 1920, Bd. 83, Nr. 34, S. 1478 u. 1921, Bd. 84, Nr. 1, S. 3. — J. F. Yarbrough: Medical Record New York 1921, Nr. 9, zitiert nach Münch. med. Wochenschr. 1922, Nr. 1, S. 27. — A. Zimmer: Münch. med. Wochenschr. 1921, Nr. 18, S. 543.

Anmerkung zu Seite 21.

Marchand (Münch. med. W. 1923, Nr. 13 v. 30. März, S. 385) bespricht unter Hinweis auf eine Arbeit *Vimtrup's* (Zeitschr. f. die ges. Anat., Abtlg. 1, Zeitschr. f. Anat. u. Entw.-Gesch. Bd. 65, S. 259), auf die Angaben von *Krogh* über den Tonus der Kapillarwand und das Vorhandensein kontraktiler Elemente an der Außenseite derselben, auf die Angaben von *E. Weiss* über die von den kleinen Arterien unabhängige Verengerung und Erweiterung der Hautkapillaren infolge eigener Kontraktionsfähigkeit sowie auf seine eigenen Untersuchungen über die durch mitolische Teilung von Endothelzellen entstehenden Adventitialzellen, die er mit den von *Tschaschin* (Folia haematologica 1913, 16, S. 247 u. 17, S. 317) beschriebenen sogen. Polyblasten für identisch erklärt, die *Steinach-Kahn*'schen Anschauungen, gegen die er sich abweisend verhält. *Marchand* hält die Frage nach der Kontraktilität der Kapillaren noch nicht für geklärt, wobei er sich auf die Angaben von *Klemensiewicz* (Handb. der allg. Pathol. von *Krehl-Marchand* Bd. 2, Abtlg. 1, S. 398 u. *Abderhalden's* Handb. der biolog. Arbeitsmethoden 5, Tl. 4), daß die Kapillarwand keine kontraktilen Elemente besitze und auf Mitteilungen von *Jacobi* (Arch. f. exp. Pathol. u. Pharm. 1920, 86, S. 49) stützt. *Marchand* kommt zum Schluß, daß sich die Leere und das Verschwinden der Kapillaren im untätigen Muskel durch Kollaps, und ihre Erweiterung im tätigen Organ durch Wirkung von Stoffwechselprodukten der Gewebe auf die Kapillarwand und ihren Inhalt erklären läßt.

FSC
www.fsc.org
MIX
Papier | Fördert gute Waldnutzung
FSC® C083411

Zeitfracht Medien GmbH
Ferdinand-Jühlke-Straße 7
99095 Erfurt, Deutschland
produktsicherheit@kolibri360.de